U0377002

慢 病 学

THE THEORY OF NON-INFECTION CHRONIC DISEASE

李永奇　主编

世界图书出版公司

西安　北京　广州　上海

图书在版编目（CIP）数据

慢病学/李永奇主编.—西安：世界图书出版西安有
限公司，2020.8（2021.1重印）
ISBN 978 - 7 - 5192 - 7214 - 2

Ⅰ.①慢… Ⅱ.①李… Ⅲ.①慢性病—研究
Ⅳ.①R4

中国版本图书馆CIP数据核字（2020）第105680号

书　　名	慢病学
	MANBING XUE
主　　编	李永奇
责任编辑	胡玉平
装帧设计	绝色设计
出版发行	世界图书出版西安有限公司
地　　址	西安市高新区锦业路1号都市之门C座
邮　　编	710065
电　　话	029 - 87214941　029 - 87233647(市场营销部)
	029 - 87234767(总编室)
网　　址	http://www.wpcxa.com
邮　　箱	xast@wpcxa.com
经　　销	新华书店
印　　刷	西安雁展印务有限公司
开　　本	787mm × 1092mm　1/16
印　　张	19.75
字　　数	300千字
版次印次	2020年8月第1版　2021年1月第2次印刷
国际书号	ISBN 978 - 7 - 5192 - 7214 - 2
定　　价	78.00元

医学投稿　xastyx@163.com‖029 - 87279745　029 - 87284035
（如有印装错误,请寄回本公司更换）

主 编 简 介

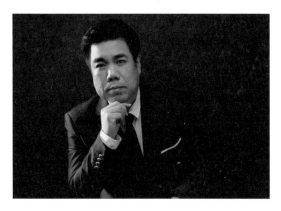

　　李永奇,教授、博士生导师,空军军医大学西京医院健康医学研究中心主任,分别于1995年和1998年获得第四军医大学医疗系消化内科硕士学位和博士学位,2008年获得香港理工大学工商管理硕士学位(MBA)。长期从事消化病学、肿瘤学、健康医学与心理健康管理等研究,3D医学创立者,中国医师协会整合医学分会常委兼总干事,中华医学会健康管理学分会心理健康管理学组副组长,中国健康管理协会健康体检分会常委,陕西省医学会健康管理专业委员会副主任委员。承担陕西省自然科学基金与国家自然科学基金各3项,发表论文57篇,主编著作3部,参编著作15部。

编写委员会

陈国栋　卢　玮　丁素英　张　静　叶　艺
李晓涛　王洪艳　张　光　王启斌　房　娜
李宇新　姚海斌　高　琴　冉利梅　李惠梅
吴　军　张淑珍　杨斯迪　贺明霞　强东昌
周革利　王　巍　裴冬梅　蒋红霞　吕永曼
吴建胜

前　言

　　21 世纪,慢性病已经成为人类疾病谱的主要构成、人类健康的主要危害,世界各国都把慢性病防控纳入国家战略,并出台了相应的政策与法案。慢性病发病和死亡人数不断增多,慢性病疾病负担日益加重。在中国,慢性病造成的死亡人数已经占疾病总死亡人数的 88% 以上,慢性病的医疗负担占总医疗负担已高达 70% 以上。慢性病严重威胁着我国居民健康,已成为影响国家经济社会发展的重大公共卫生问题。

　　2016 年 10 月,中共中央、国务院印发了《"健康中国 2030"规划纲要》(以下简称《纲要》)。《纲要》提出要从广泛的健康影响因素入手,加强健康教育,调整优化健康服务体系,发展健康服务新业态,推动健康科技创新,大幅提高健康水平。《纲要》是今后 15 年推进健康中国建设的行动纲领。2017 年 10 月 18 日,党的十九大报告提出实施健康中国战略,完善国民健康政策,把人民健康放在优先发展的战略地位,为人民群众提供全方位全周期健康服务。

为进一步落实《"健康中国 2030"规划纲要》,加强慢性病防治工作,降低疾病负担,提高居民健康期望寿命,保障人民健康,2017 年 1 月 22 日国务院印发《中国防治慢性病中长期规划(2017—2025 年)》(国办发〔2017〕12 号),对未来 5～10 年慢性病防治工作进行了部署。规划要求到 2025 年,慢性病危险因素得到有效控制,实现全人群全生命周期健康管理,逐步提高居民健康期望寿命,有效控制慢性病疾病负担,力争 30～70 岁人群因心脑血管疾病、癌症、慢性呼吸系统疾病和糖尿病导致的过早死亡率较2015 年降低 20%。2019 年 7 月 9 日国家进一步颁布《健康中国行动(2019—2030 年)》,成立健康中国行动推进委员会,并出台《健康中国行动组织实施和考核方案》。

慢性病(以下简称慢病)影响因素的综合性、发生发展机制的复杂性决定了其防治任务的长期性和艰巨性。《慢病学》(the theory of non-infection chronic disease)一书是目前第一部系统探索慢病的书籍,是充分应用西医、中医、心理学最新发展与现代科学最新技术,研究慢病共性发生机制、共性发展规律,以及慢病诊疗,慢病管理,慢病防治理论、技术、方法的一门新兴医学体系,是对慢病诊疗与管理服务实践的概括与总结。作者运用其深厚的西医学(临床生物医学)、心理学与中医学功底,将慢病作为一种独立的疾病学科体系进行理论探索,对慢病概念、慢病范畴、慢病发生共性机制、慢病发展共性规律等进行研究,提出了慢病双态模型新概念,拓展了临床生物医学视野,延伸了中医与心理学内涵,建立三医融合的慢病诊疗新内涵、新方法、新路径,具有很强的创新性与实践性,对慢病管理学科建设具有重要的指导意义,对世界慢病防控具有重要的现实意义与历史意义。

参加本书编写的人员包括中华医学会健康管理分会有关专家、全国各体检中心主任及教授等。

本书在编写过程中得到了中华医学会健康管理分会白书忠终身名誉会长,中国医师协会张雁灵名誉会长的关心与关爱,得到了武留信、唐世琪、陈敏生、耿庆山、李景波、王培玉、鲍勇、姚华、苏景宽等专家教授的大力支持,在此表示诚挚的感谢与敬意!

《慢病学》(the theory of non-infection chronic disease)一书站在生命医学的高度,体现着对生命本质的思考与洞察,回归医学初心,是一部21世纪中西医结合新医学体系,将成为中国新医学体系的重要组成,对推动中医走向世界具有积极价值,对健康中国战略与慢病防治具有建设性贡献。

空军军医大学西京医院健康医学研究中心主任
中国医师协会整合医学分会常委兼总干事
中华医学会健康管理分会委员兼心理健康管理学组副组长

李永奇

2020 年 7 月

目 录

<<<Contents

第一章　慢病学概论

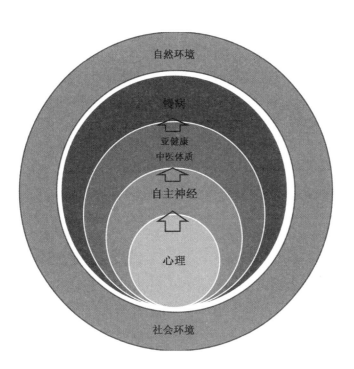

第一节　慢病概念

一、慢病定义

慢病是相对于急性疾病和传染性疾病而提出的一组疾病总名称，世界卫生组织（WHO）所确定的定义是：慢病即慢性非传染性疾病（Non-infection Chronic Disease，NCD），指以心血管疾病、恶性肿瘤、代谢性疾病、慢性阻塞性肺疾病（COPD）等为代表的一组疾病，具有病程长、病因复杂、健康损害和社会危害严重等特点。美国疾病防治控制中心（CDC）所下的定义是：慢病是一组发病潜伏期长，一旦发病，不能自愈且难以治愈的非感染性疾病（Difficulty-curable Non-infection Chronic Disease，DNCD）。

根据上述慢病定义的要义，慢病还不包括那些单纯物理因素损伤所导致的慢性疾病，比如外伤、放射损伤、烧伤、电击伤等，也不包括单纯化学性损伤所导致的慢性疾病，比如慢性化学物质中毒等，所以慢病概念还是指慢性非单纯物理损伤性疾病（Non-Physical-cause Chronic Disease，NPCD）与慢性非单纯化学损伤性疾病（Non-Chemistry-cause Chronic Disease，NCCD）。本书慢病概念主要是指难以明确病因的、发病潜隐、病情迁延不愈，常涉及自主神经失衡、内分泌紊乱、免疫功能失调的内脏性器官组织功能性或器质性疾病。

慢病属于"生物－心理－社会"现代医学模式（G. L. Engel，1977）多维致病因素综合作用产生的一类疾病，往往找不到明确的、单一性致病因子，也常称为"不良生活方式"疾病或"慢性心身性"疾病。慢病是多种致病因子在不同时空、不同时序持续作用与编构的结果，慢病（NCD）多伴有心理与自主神经功能紊乱或障碍（Autonomic Nervous Disorder/Dysfunction，AND），并涉及内分泌系统与免疫系统多重改变，形成内在稳定的、持续发挥作用的异常心理自主神经反应模式（Abnormal Psychological Autonomic Reaction Model，APARM）及异常心理生理形态转化机制（Abnormal Psychosomatic Transform Mechanism，APTM）。让生命处于一种潜在异常应激反应状态，在环境应激因子暨慢病风险因子长期作用下，让慢病发生具有潜隐性、自动性特征，慢病发展一旦进入临床期（达到临床诊断标准），常常会伴随人的一生，并进一步沿着相对固定的慢病临床演化路径持续发展，直至死亡。个体生命在发展成为临床期慢病之前会处于一个长期的 APARM 状态，可呈现为不同亚健康形式，并从可逆状态逐渐走向不可逆状态，这个时期（窗口期）是慢病预防的关键时期，慢病发展一旦进入临床期慢病状态，比如糖尿病、冠心病、肿瘤等，单纯应用临床生物医学方法只能取得短暂的阶段性缓解效果，常常难以达到临床治愈效果。

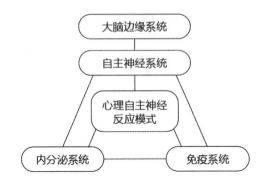

慢病涉及心理自主神经内分泌以及免疫系统变化

图 1　慢病涉及心理自主神经内分泌以
及免疫系统多重变化

21 世纪，人类进入慢病时代。1901—1950 年人类的主要死亡原因是感染性疾病，1951 年至今人类的主要死亡原因是慢病（NCD，即慢性非传染性疾病）。

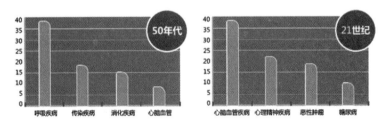

图 2　人类疾病谱，20 世纪 50 年代以感染性疾病为主，
21 世纪以慢病为主

慢病发生往往是环境不良、环境适应不良或社会适应不良（Unhealthy Matrix），导致心理自主神经反应模式（Psychological Autonomic Reaction Model，PARM）出现异常，多种慢病风险因子（Risk Factors）、环境应激因子

（Environment Stressers）、致病因子（Causes）在不同时序相互作用与叠加，导致自主神经、内分泌与免疫系统出现紊乱，躯体细胞、组织、器官、系统功能状态出现偏离，超过机体自调节、自平衡能力，人体与自然环境之间、人体与社会环境之间、人体各系统之间平衡被打破，生命状态偏离，出现临床症状、体征和（或）某些生化指标、形态指标偏离正常范围，最终这种变化超过一定范围即疾病阈值，$|X_i(t) - X_i^0(t)| > \varepsilon$（疾病阈值），$|X_n(t) - X_n^0(t)| > \varepsilon$（疾病阈值）；$|f[X_1^0(t), X_2^0(t), X_3^0(t), \cdots X_n^0(t)] - g[X_1(t), X_2(t), X_3(t), \cdots X_n(t)]| > \varepsilon$（疾病阈值），形成临床慢病，这种状态的结局是阶段性康复、部分康复、长期残存甚至死亡。

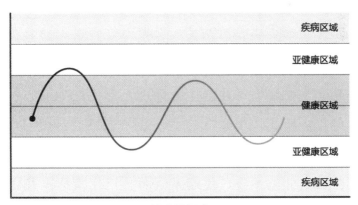

慢病发生是机体状态超过一定阈值

图 3　慢病发生是机体状态在内外因作用下
偏离正常范围，超过一定阈值的结果

二、慢病特征

慢病找不到十分明确的单一病因,适用于多病因网络编构模型(Multiple Causes Network Organization Matrix),慢病发生具有自动自发性(Subconscious Autonomic Process),不受意识控制,与 AND 密切相关,慢病属于自主神经相关性疾病(Autonomic Nervous Assosiated Disease,ANAD)。慢病是多种慢病风险因子、多种致病因子交互作用的结果,包括心理因素、社会因素、生活方式以及环境因素等。慢病是一种生命心身能整体系统的异常状态,而不仅仅是局部疾病现象。与个体生命内在认知模式、情绪模式、行为与人格特征所密切关联的 PARM 以及细胞反应模式(Cell Reaction Model)等是慢病发生发展内在的基础性甚至决定性因素,一切外因最终通过内因起作用。

越来越多的研究显示,许多慢病常常是生命遗传代际不良累积效应(主要是表观遗传)、个体成长中不良历史与现实文化编构(社会生长环境)形成的不良心理自主神经反应模式(个体内在性特征),持续在环境与社会各种应激因子(Stressers)作用下(外因),通过自主神经系统、内分泌系统、免疫系统潜意识化表达以及细胞行为潜移性变化(转化与表现性),最终产生不良代谢、不良生理变化,进而导致器官组织功能与形态学改变而发展成慢病状态。

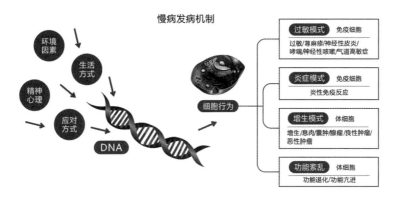

图 4 慢病发生最终通过细胞行为模式异常变化来实现，
慢病是异常心理内在行为转化与表达的结果

在中国，慢病造成的死亡人数已经占疾病总死亡人数的 88% 以上，慢病医疗负担占总医疗负担高达 70% 以上。慢病造成个体社会功能降低，经济负担加重，生活质量下降，寿命缩短。

慢病具有相似发病机制、发展规律、共同诊疗原则。

·个体从健康走向慢病要经历一个长期发生和发展过程，在达到临床慢病诊断标准之前，长期处于一种 APARM 状态（亚健康状态）。

·慢病发生发展一般经历从亚健康低危险状态到高危险状态，从慢病早期改变即亚临床阶段到疾病中晚期改变，呈现多阶段特征（A Multistep Process）。

·慢病发生发展一般经历从可逆阶段到不可逆阶段（A reversible phase to an irreversible stage）；慢病是可以预防的。

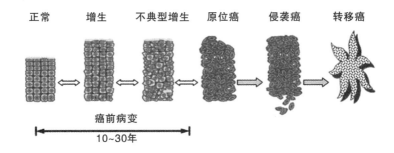

正常　　增生　　不典型增生　　原位癌　　侵袭癌　　转移癌

癌前病变

10~30年

图 5　从正常细胞发展成恶性肿瘤，大多经历"癌前病变"

阶段，"癌前病变"一般是可逆的

· 慢病发生是多种致病因子、多种风险因子与个体内在 APARM、异常内分泌功能构象（Abnormal Endocrine System Function Predisposition，AESFP）异常免疫功能构象交织作用的结果，外因通过内因（Both intrinsic and extrinsic factors）发挥作用，最终内因（APARM）起基础性或决定性作用。

· 心理自主神经功能紊乱或障碍（Psychological Autonomic Nervous Disorder/Dysfunction，PAND）是慢病潜隐发生与发展的始动与背景机制。

· 慢病发生发展过程中会产生一系列 DNA 改变、分子改变、细胞行为学改变、生理功能改变、最后引起形态学改变，并由此产生各种症状和体征，呈循环累积、叠层递进过程，很多变化对于慢病而言多是过程指标、风险预测指标，属于关联关系，而非病因关系。

· 慢病发生发展是一种以中医体质变化为特征的个体生命心身能整体状态（Holistic Integration State of Psychosomatic Energy，HISPE）变化过程，必然拥有三个医学界面（西医、心理、中医），必然经历三个医学过程，必然具有共性发生与发展规律。

·慢病是"社会－心理－生物"三位一体宏系统性疾病（Macro Systemic Disease，MSD），需要现代医学模式（Modern Medical Model）框架下三位一体宏系统医学（Macro Systemic Medicine，MSM）诊疗服务。

·世界卫生组织（WHO）研究报告，80%的慢病、40%的癌症可以通过干预慢病风险因子与致病因子实现有效预防。

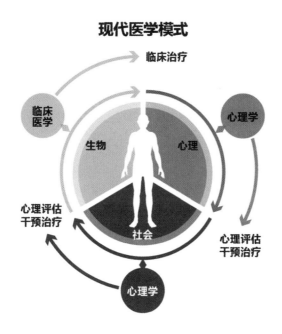

图6　现代医学模式要求心身整合医疗服务体系

三、慢病范畴

慢病（NCD）概念包含三个层次内涵，具体是慢性非感染性疾病（Non-infection Chronic Disease）、慢性非单纯物理损伤性疾病（Non-physical-cause Chronic Disease）、慢性非单纯化学损伤性疾病（Non-chemistry-cause Chronic Disease）。慢病属于自主神经功能障碍相关功能性疾病或器质性疾病 ANAD，70% 以上的慢病为慢性心身疾病与慢性身心疾病。

（一）心身疾病

1. 心身疾病概念 心身疾病（Psychosomatic Diseases）是指心理社会因素在疾病发生、发展中起主导作用的一类躯体器质性疾病和躯体功能性疾病，包括与心理情绪明显有关的躯体症状与体征，伴以生理功能改变为主的功能性疾病与伴有组织、器官病理改变的躯体器质性疾病。大于 3 个月病程的心身疾病即为慢病（NCD）。目前，1/3 以上的内科门诊患者为心身疾病（Psycho-Somatic Diseases，PSD），单纯用临床生物医学治疗措施疗效不理想。

2. 心身疾病发病机制 人对各种社会事件（Stressers）都有"应激反应"（心理应激适应机制：Stress Response-Adaptation Mechanism，SRAM），这种反应通过边缘系统—丘脑—下丘脑—自主神经轴、下丘脑—垂体—内分泌轴、自主神经/内分泌系统—内脏弥散性神经内分泌系统（Diffuse Neuro-Endocrine System，DNES）轴以及免疫系统（Immune System，IS），最终作用于内脏靶组织细胞，导致 DNA 变化与细胞行为变化，形成各种病症。

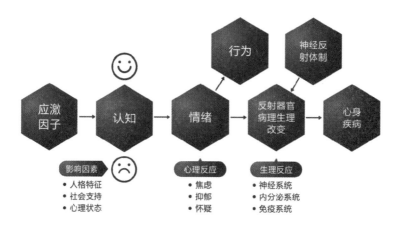

心身疾病发病机制示意图

图 7　心身疾病发病机制示意图，应激因子通过
认知情绪转化产生生理反应，最终引起疾病

心身疾病本质是一个人对社会环境适应不良（消极认知情绪模式，Negative Cognition-Emotion Model，NCEM），通过不良应对方式（包括不良生活方式，Unhealth Life Style）形成由边缘系统—自主神经—内分泌系统组合而成的消极心理情绪自主神经反应模式（Negative Psychoemotional Autonomic Reaction Model，NPARM），引发自主神经功能失衡、内分泌功能紊乱，导致靶器官、靶组织细胞 DNA 表观异常变化与细胞行为学异常，进而发展为有形化的病理生理与病理形态变化，引起细胞功能、组织功能、器官功能、系统功能出现异常并超过一

定阈值，最终达到临床慢病诊断标准与临床慢病状态。

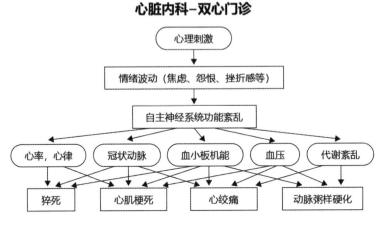

图 8　心血管系统疾病大多数是心身疾病，需要心理诊疗

人是心身能不可分割的整体（Holistic Integration of Psychosomatic Energy），人的器官组织具有"情绪性"，不存在没有心理、没有情绪的个体生命，任何心身疾病都是在一定心理状态下、一定情绪下的疾病现象，症状是一种"情绪诉求"，疾病是一种"心理语言"。

社会心理致病因素、不良生活事件常常难以追溯，情绪反应也比较难以量化，心理问题也有显性心理问题与隐性心理问题之分。心身疾病往往由显性或隐性心理问题逐渐发展演化而来，中间经历临床难以解释的症状（Medically Unexplained Symptom，MUS）与中医心身能体质异常即亚健康、亚临床阶段，最终发展为心身疾病，心身疾病迁延不愈则进入临床慢病状态。

凡是难以明确病因的，涉及自主神经失衡、内分泌紊乱、免疫功能失调的内脏器官功能性或器质性疾病大多为心身疾病，也可称自主神经相关性疾病（ANAD），自主神经系统、内分泌系统、免疫系统是生命心身转化系统（Psychosomatic Transforming System）的主要组成部分。在异常心理自主神经反应模式（APARM）背景下，社会生活事件、环境应激因子可以进一步引起或加重自主神经紊乱或障碍（AND），产生异常生理反应即细胞、组织、器官功能的紊乱或障碍，最终发展为慢性心身疾病。

3. 心身疾病特点

·发病前存在明显的心理社会应激因素，大多是生活事件、社会应激因子，并贯穿疾病演变全过程，但患者本人不一定能够意识到，往往难以记忆与表述清楚，全面 PEM 心理评估可以发现相关变化。

·临床生物学检查可发现躯体症状和体征，以及实验室指征与影像学指征。

·心身疾病常累及自主神经、内分泌系统功能变化及某一内脏器官功能变化。中医是心理自主神经内分泌整合医学，中医体质是心理自主神经内分泌功能状态分型，中医体质评估可以发现偏颇体质（异常心理自主神经内分泌整体整合状态）变化，中医偏颇体质变化与演化贯穿心身疾病发生发展全过程。

·心身疾病导致的生理变化比正常情绪状态下的相同变化更为强烈和持久，心身疾病的症状与体征让患者的痛苦体验更加难以忍受。

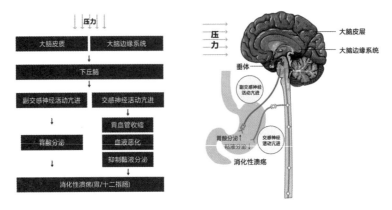

图9　消化性溃疡发病机制示意图，心理压力导致
自主神经功能紊乱引发消化性溃疡发生

·心身疾病首先没有明确的外在生物学病因、物理学病因及化学性病因，临床上病因不明的各类慢病大多是心身疾病，它是长期内在心理、情绪、情感致病因素诱发的。情绪性慢病风险因素、致病因素几乎每天发生，不同的人通过不同的心身转化模式（Psychosomatic Transform Matrix）形成不同的病理生理与病理形态改变，但病后又往往询问不出明确不良社会事件、不良情绪等致病因素。

4. 综合医院临床科室常见的心身疾病

（1）循环系统：原发性高血压、冠状动脉硬化性心脏病、神经性心绞痛、阵发性室上性心动过速、功能性早搏等。

（2）呼吸系统：支气管哮喘、神经性呼吸困难、神经性咳嗽等。

（3）消化系统：消化系统是与心理关系最密切的生

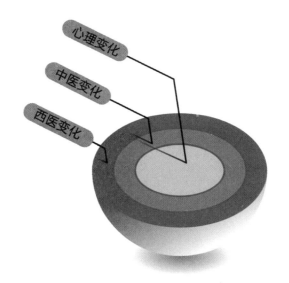

图 10　心身疾病存在心理异常、中医偏颇体质、
临床生物医学指标异常三重变化

命系统，肠黏膜下具有大量自主神经丛、神经内分泌细胞，形成脑－肠轴，有第二大脑之称。脑－肠轴（brain-gut axis）是指由心理社会因素调节的、神经内分泌与免疫介导的、大脑与胃肠道之间的双相整合系统，是将大脑和肠道的功能相连接互传信息的双向通信系统，包括肠神经、迷走神经、交感神经等，还包括弥散性神经内分泌系统（DNES）与细胞因子、神经肽等信号分子。

肠神经系统（Enteric Nervous System，ENS）包含胃肠道的黏膜下神经丛（麦斯纳神经丛）和肌间神经丛（奥尔巴克神经丛）的神经节细胞、中间联结纤维以及从神经丛发出支配胃肠道平滑肌、腺体和血管的神经纤维。人肠壁内的神经节细胞超过 1 亿个，约与脊髓内所含神

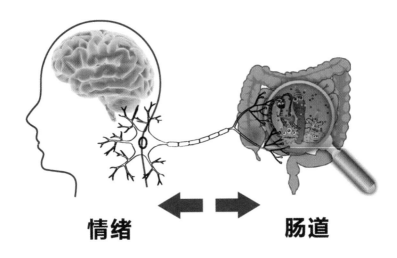

图 11　脑肠轴简易示意图

经元的总数相近。进入肠壁的交感神经节后纤维和副交感神经节前纤维，只能与部分肠神经节细胞形成突触联系，传递中枢神经系统的信息，影响兴奋性或抑制性神经递质的释放，从而调节胃肠道功能。还有大量肠神经节细胞并不直接接受来自中枢神经系统的冲动。

　　肠神经系统（ENS）内的神经元是多种多样的。黏膜下神经丛内有假单极和双极感觉神经元，它们可感受黏膜表面的压力和刺激。肠神经系统内还有能加工输入信息和产生传出冲动的中间神经元，以及兴奋性和抑制性运动神经元。肠神经系统结构与中枢神经系统相似，如：①肌间神经丛的神经纤维外无神经束膜和神经内膜等结缔组织包裹，而有神经胶质细胞支持；②分布于肌间神经丛内的神经元及其胞突相互间构成的神经网络，与神经胶质细胞交织一起，留下的细胞外间隙很小；

③肌间神经丛内部几乎没有血管，供应神经成分的毛细血管的分布在神经胶质鞘之外；④由于毛细血管壁较厚，血管内皮细胞间的连接又较密，因此蛋白质和其他大分子不能通过，从而构成血-肠肌间神经丛屏障，其结构与中枢神经系统的血-脑屏障类似；⑤与中枢神经系统相似，肠神经系统内的神经元有多种类型，它们之间不仅形态结构有显著差别，而且神经递质也多种多样。除了乙酰胆碱和去甲肾上腺素外，目前在肠神经系统已经发现的可能神经递质还有 5-羟色胺（5-HT）、三磷酸腺苷（ATP）以及多种神经肽，其中包括血管活性肠肽（VIP）、P 物质、生长抑素、蛙皮素、脑啡肽、缩胆囊素、胰多肽和神经降压肽等。

消化系统是人类最大的情绪器官，胃肠道又称为"人类情绪反应板"；心理影响胃肠功能，胃肠也可影响大脑功能与心理状态，胃肠道健康管理也是心理治疗的重要路径。Walkeretal 对肠易激综合征（Irritable Bowel Syndrome，IBS）患者进行精神心理分析，综合多组研究发现，54%~100% 的 IBS 患者存在精神心理异常，65%的功能性消化不良（Functional Dyspepsia，FD）患者将焦虑作为首要问题。有 40% 的消化道病症完全是心理因素诱发产生的，仅靠改善心理状态，就可以达到消除症状及治愈疾病的效果。

消化系统常见的心身疾病有胃十二指肠溃疡、溃疡性结肠炎、过敏性结肠炎、慢性胃炎、功能性消化不良、

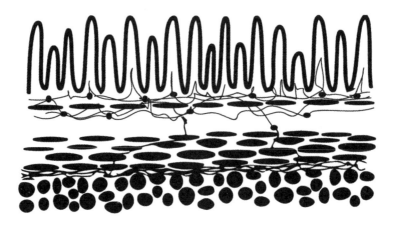

图 12　肠道肌层与黏膜下层遍布自主神经丛，自主神经末梢
遍布全身内脏组织，无处不在，阴阳双相调控靶细胞功能状态

神经性嗳气、神经性厌食、神经性呕吐、食管贲门或幽门痉挛、心因性多食或异食症、胆道功能障碍、慢性胆囊炎、慢性肝炎、慢性胰腺炎、习惯性便秘等。

（4）神经系统：偏头痛、肌紧张性头痛、晕厥、失眠等。

（5）内分泌系统：糖尿病、甲状腺功能亢进、肥胖症等。

（6）免疫系统：风湿性关节炎、系统性红斑狼疮等。

（7）皮肤：神经性皮炎、瘙痒症、过敏性皮炎、荨麻疹、湿疹、多汗症等。

（8）耳鼻喉：梅尼埃病、过敏性鼻炎、耳鸣、晕车等。

（9）妇产科：月经不调、闭经、痛经、更年期综合征、不孕不育症等。

（10）各种恶性肿瘤：恶性肿瘤发生与心理社会因素有密切关系、与刺激性生活事件有明显关联。一项对1245例癌症住院患者调查显示，65.2%罹患不同程度抑郁，43.8%罹患不同程度焦虑，抑郁焦虑共患率为31.7%。

5. 心身疾病诊断原则　建立3D医学正能量医学（Positive Energy Medicine，PEM）心身整体诊疗规范，具体包括以下内容：

·全面了解病史，尤其是患者发病前的心理状态，如心理应激来源、性质和程度，患者对应激事件的认知和反应，以及患者的个性特点、生活史、家庭环境等。

·详细的体格检查和必要的实验室检查，以排除其他器质性疾病。

·中医（Chinese Traditional Medicine，CTM）–PEM项目检查，要全面了解患者心理状态以及中医心身能体质，评估心理社会因素及其影响，可选择一些标准化的心理量表，常用的有症状自评问卷（SCL-90）、SAS、SDS、GAD-7、PHQ-9、生活事件量表（LES）、应激问卷等。

·生活事件量表调查：评估患者在发病前是否存在社会因素，以及此类生活事件对患者产生影响的严重程度。

6. 心身疾病3D医学治疗策略　心身疾病3D医学治疗强调心身整体治疗原则，包括心理治疗、药物治疗、中医心理治疗、其他治疗等，即在心身疾病西医治疗的同时兼顾心理与中医治疗。心身疾病西医治疗主要目的是控制或解除症状，如溃疡病的抗酸治疗，为巩固心身疾病的治疗效果，减少心身疾病的复发，需要给予心理治疗以及中医心身整体治疗。

（1）心理治疗：针对心身疾病，心理治疗应作为一种主要疗法贯穿始终，通过开展积极认知训练、积极情绪训练以及 PEM 冥想治疗等，帮助患者改变不良认知模式、不良情绪模式，从而缓解或消除患者抑郁、焦虑等问题。

（2）药物治疗：心理药物治疗可以平衡自主神经、内分泌功能以及免疫功能，为疾病康复创造条件，并对提高患者生活质量起到重要作用。

①西医治疗：除对症治疗外，对心身疾病患者应用抗焦虑及抗抑郁药物治疗，可以控制、改善、消除患者不良情绪。临床常用抗焦虑药物有：丁螺环酮、苯二氮䓬类；常用抗抑郁药物如帕罗西汀、舍曲林、氟西汀、文拉法辛、米氮平等。对自主神经功能失调患者，可给予谷维素与中药调节，经络阴阳平衡治疗对平衡自主神经功能具有显著效果。对于难治心身疾病也可以在抗抑郁抗焦虑药的基础上，联合应用小剂量抗精神病药，如利培酮、奥氮平或喹硫平等。

②中药治疗：中医强调心身整体观念，特别适用于心身疾病的治疗。临床资料表明，小柴胡汤、半夏厚朴汤、承气汤、甘麦大枣汤、逍遥散、建中汤等方剂，对心身疾病具有良好效果。经络治疗对消除心身疾病症状往往能够取得立竿见影的效果。

（3）经络催眠治疗：通过经络平衡技术实现的深睡眠状态，是调节自主神经与内分泌平衡的重要技术，是治疗心身疾病的重要方法。

（4）其他治疗：放松训练、发泄训练、中药药浴等对心身疾病都有不同程度的疗效。

（二）身心疾病

身心疾病是指环境致病因素导致人的机体发生了躯体生理变化、进而引发个体心理、行为上变化的一类疾病，例如由物理损伤、化学损伤等引起的长期疾病状态，最终诱发心理问题与心身疾病，躯体生理变化与心理变化相互促进，导致病情迁延难愈，形成慢病状态，由于躯体生理病变多由外在致病因素引起，难以纠正，因此心理治疗就显得更为重要。

（三）临床常见重大慢病

临床上病程超过 3 个月的心身疾病皆可称为慢病，除上述各专科慢病外，目前危害人类健康的重大慢病主要有高血压、冠心病、糖尿病、脑卒中、慢阻肺、阿尔茨海默病（老年痴呆症）、肿瘤等。

第二节　慢病学概念

慢病学（the theory of NCD）是充分应用西医、中医、心理学最新发展与现代科学最新技术，研究慢病共性发生机制、共性发展规律，以及慢病诊疗，慢病管理，慢病防治理论、技术、方法的一门新兴医学体系，是对慢病诊疗与管理服务实践的概括与总结。

进入 21 世纪，人类疾病谱的构成已经从以急性传染病为主，向以慢性非传染性疾病（简称慢病）为主转变，目前我国已有超过 2.6 亿的慢病患者。慢病是可以预防的，2017 年 2 月 14 日国家颁布《中国防治慢性病中长期规划（2017—2025 年）》对未来 5 ~ 10 年慢性病防治工作进行部署，努力降低慢病负担，提高居民健康期望寿命，全方位、全周期保障人民健康。2019 年 7 月 9 日国家颁布《健康中国行动（2019—2030 年）》，慢病综合防治已经成为我国重大战略问题。

第二章　慢病三维医学思维

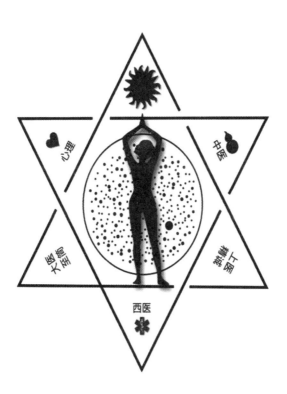

第一节 慢病 3D 医学观

一、人的本质思考

人是 N 代父系与母系 DNA 持续杂合发展构建而成的多细胞生命体，是一个动态发展变化的心身能整体数理时空函数体；人不是一个独立的个体生命，而是生物、心理、社会、环境统一体，是一切社会关系的总和，是社会功能的编构。

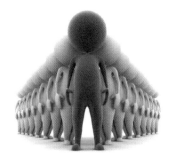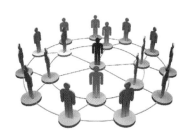

图 13　人是一切社会关系的总和，是社会功能的编构

人是一个心身能整体的存在，是一个由不同能量信息形态构建的黑箱系统，并与外界各种能量信息形态（健康因素或致病因素）持续保持交流与沟通；人是生命内在各组成部分、各构成元素结构与功能的总和，具有个体内在能量信息转化机制与功能模式，并形成人格特征（Personality is the expression of the unity of the organism）。

人不是简单的局部结构之和而是一个宏能量信息运行系统（Macro System），是心理系统与生理系统暨功能与结构的统一体，人的心理现象不仅仅是生理现象的宏观反映，更是一个人代际遗传以及过去历史、文化、社会关系编构与现实反映的能量信息综合体。个性是个体生命心身能整合的外在表现形式，与内部心理系统、自主神经系统、内分泌系统、免疫系统以及生命功能系统状态相对应。生理是生命心理系统内在行为的表达与呈现，受认知、情绪、意识的影响。心理系统与生理系统是生命现象不可分割的两个层面与两个侧面，具有耦合性与镜像性，人的心理系统与生理系统在持续动态波动中保持一种自平衡、自稳态。

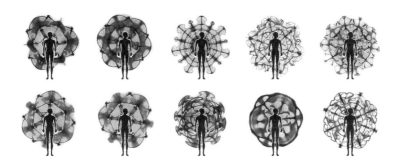

图 14　人是一个能量信息运行系统，而不仅仅是生物学可见的组织、器官、系统等结构体，没有能量的生命就不能称为"生命"，生命级能量运动是生命的本质特征

人不仅仅是可探知的物质结构体与功能体，人还是一个不可见的能量信息立体网络构象体（Life is a nonmaterial structure with spiritualism）与能量场，正常生命能量

状态处于一个正常波动状态与波动区间，不存在没有能量的生命体，生命能量场随着生命存在而存在，随着生命死亡而消失，中医经络与穴位是宏生命能量运行系统的一个表观系统。

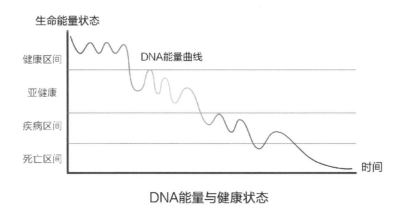

图 15　DNA 能量状态与健康状态密切相关

心理系统是生命能量信息运行系统的总和，主要内涵包括生物电能量矩阵、激素分子云构象与 DNA 能量场，随着个体生命存在而存在，随着个体生命死亡而消失。

躯体是心理有形载体，生理是心理的内在功能反映，人体能量场是心身能整体合和状态，并与健康状态密切相关，人的外在人格与内在细胞行为模式具有全息对应性。人是心身能的统一体，三者相互影响、相互促进，任何一方的伤害，都会累及另外两方。

人与人之间、人与环境之间、人与生物体之间一切互动，归根结底皆为能量信息互动。根据是否有利于健

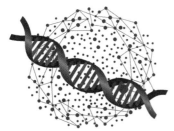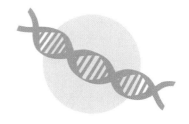

DNA测序结果一样

| 活的DNA
伴有心理分子云 | 死的DNA
没有心理分子云 |

图 16　DNA 具有死活之别，伴有能量信息流与心理
分子云的 DNA 是活的 DNA

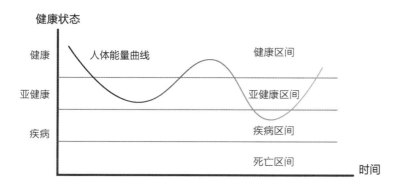

图 17　健康状态与人体能量状态密切相关，疾病状态代表
一种低能量状态

康为标准，能量有正能量与负能量之别。生命体内的能
量信息传导与转化，不论是正能量还是负能量，总是从
无形生物电等能量信息形式（认知与意识层面）、通过神
经内分泌细胞 DNA 编构转化、合成为小分子云能量信息
形式（情绪与激素层面）、再作用于生命功能子系统细胞
DNA 感受系统，进一步编构转化为有形的功能性或和结

构性大分子能量信息形式，最终形成生命表观生理与形态变化即各种亚健康、慢病形态。

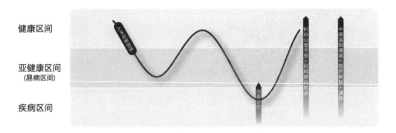

图 18　人体心身能整体状态（健康、亚健康、疾病）是由人体初态（心身能体质）、外界风险因子与致病因子输入共同决定的

人是一个心身能整体状态函数，是生命时间轴上各个部分组成的心身能数理状态空间组合 $\{f\,[\,X_1^0\,(t)\,,\,X_2^0\,(t)\,,\,X_3^0\,(t)\,,\,\cdots..\,X_n^0\,(t)\,]\}$。人体心身能整体状态（健康、亚健康、慢病）是由人体初态（心身能体质）、外界风险因子与致病因子输入共同决定的，人体的任何主观感觉，客观指标变化，形态变化作为人体的输出（健康、亚健康、慢病），是由人体的心身能整体初态与输入组合决定，并呈现在一定区间内波动，当波动超过慢病阈值，就意味着各子系统之间、人体与外界环境之间的平衡被打破，各子系统某些状态变量偏离了正常范围，生命心身能整体系统的运动偏离了正常生命程序，就会罹患慢病 $\{\,|\,f\,[\,X_1^0\,(t)\,,\,X_2^0\,(t)\,,\,X_3^0\,(t)\,,\,\cdots..\,X_n^0\,(t)\,]-g\,[\,X_1\,(t)\,,\,X_2\,(t)\,,\,X_3\,(t)\,,\,\cdots..\,X_n\,(t)\,]\,|\,>\varepsilon\,（慢病阈值）\}$；当波动尚未超过慢病阈值，生命处

于亚健康状态区间，表现为各种类型亚健康以及慢病高风险状态 $\{|f[X_1^0(t), X_2^0(t), X_3^0(t), \cdots X_n^0(t)] - g[X_1(t), X_2(t), X_3(t), \cdots X_n(t)]| < \varepsilon$（慢病阈值）$\}$。

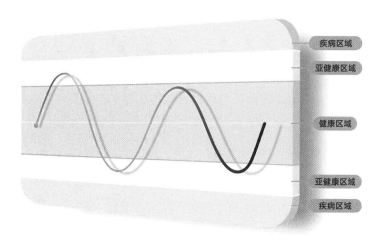

● 健康阈概念

图 19　人的健康状态是一个动态波动的过程

人体各部分之间（分子、DNA、细胞、组织、器官、系统），人体与社会环境之间，人体与自然环境之间，通过各种能量信息沟通机制（能量、分子、病毒、细菌、风寒暑湿等）相互联系，相互制约，形成一个不可分割"天人合一、形神一体"的整体。人是一个从出生走向死亡，以寿命（健康寿命年、亚健康寿命年、慢病寿命年）定义时间的单向时空过程；也是一个从健康走向慢病，以健康状态、亚健康状态、慢病状态定义生命状态空间的单向时空过程。人是一个具有高度自组织、自适应、自调节、自进化能力的、动态开放的心身能整体平衡系统；是一个由 DNA 与大脑神经系统双重控制的能量信息物化表达、非线性、时变随机性、模糊性、复杂性的生、长、壮、老、死的生命过程。

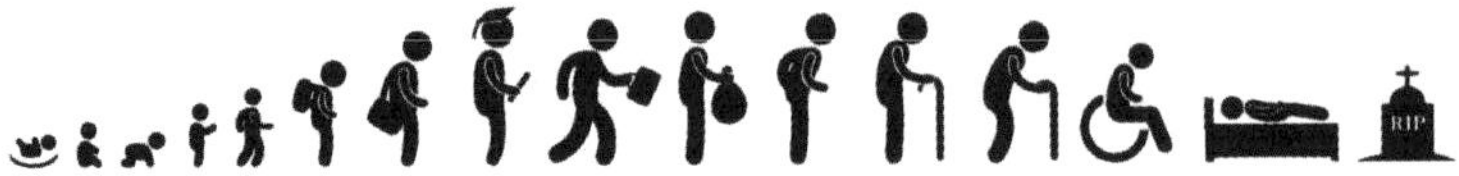

图 20 人从出生走向死亡的过程就是从健康走向慢病的过程，慢病预防的本质就是通过各种慢病风险因子干预策略，让一个人永远处于朝向慢病发展的过程，但永远达不到慢病的终点，一个人在死亡之前没有罹患慢病，表示他的慢病发生历程长于 DNA 宿定的寿命而无疾而终

二、健康、疾病与医学

1. WHO 健康新概念 世界卫生组织（WHO）于 1948 年在其组织法中提出健康新定义，即健康不仅仅是没有疾病或虚弱，而是体格、精神与社会适应的良好状态。1990 年世界卫生组织对健康进一步阐述：在躯体健康、心理健康、社会适应良好和道德健康四个方面皆健全。2001 年再次对健康概念做出新解释，即健康是指一个人在生理，心理，社会功能（社会适应、社会行为、社会道德）方面的良好状态，而不仅仅是没有疾病与疾苦。

健康包含"生理、心理、社会"三个维度健康内涵，健康的三个维度都有自己正负即阴阳调节机制，保持动态平衡状态，而且三者相互联系、相互依存、相互影响、相互促进。由于社会与心理本身同属于心理学范畴，健康的核心构成就可以归纳为生理与心理两个方面，心理与生理本身又是生命现象互为镜像、不可分割的两个侧面，任何心理都是伴随生理的心理，任何生理背后都有相应的心理状态相对应，改变心理可以改变生理，改变生理也可以改变心理。因此，心理是健康的核心（There is no health without psychological health）。

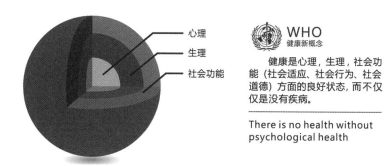

图 21　健康是指一个人在生理、心理、社会功能方面的
良好状态，而不仅仅是没有疾病与疾苦

健康是生命体内正负即阴阳两种力量动态平衡统一的合和状态区间（健康阈）。人体各个子系统之间相互联系、相互制约，人体对外界社会环境与自然环境变化作出相应反应，能够维持人体内部与外部间稳定动态平衡，让人处于 X_1^0（t），X_2^0（t），X_3^0（t），……X_n^0（t）健康状态。

2. 疾病的定义　疾病是指一个人自然环境与社会环境不良或适应不良，在多种外在与内在风险因子、致病因子的相互作用下，导致生理和（或）心理、社会功能的异常状态，表现为情绪、代谢、生理功能、形态结构的异常变化，这种变化超过了一定范围或阈值即临床疾病诊断标准，使正常的生命活动受到一定的限制或破坏、表现出可觉察的不适症状或体征，异常生理指标、异常形态学改变或异常行为，这种状态发展的结局可以是直接导致死亡（终止生命），长期残存（不完全康复、降低社会功能与生命质量）或康复（完全恢复正常）。

按照有无生物学致病因素，疾病可分为感染性疾病和非感染性疾病。感染性疾病又分为传染性疾病、非传染性疾病；非感染性疾病又分外伤、物理损伤、化学损伤性疾病以及慢性非感染性疾病。按照发病急慢程度，疾病还可分为急性疾病和慢性疾病；按照与心理的关系，疾病还可分为心身疾病和身心疾病。

对于感染性疾病，首先要有外在病毒、细菌等生物致病因素，但关键致病因素还是机体内在的抗病因素下降，比如受寒、情绪低落、疲劳等引起心身能体质下降，生命整体能量低下，免疫功能下降导致致病病毒、细菌等入侵感染，引发疾病。对于物理因素"风寒暑湿燥"致病，比如伤寒，导致寒凝气滞、经络痹阻，阴阳失衡，自主神经内分泌紊乱，免疫细胞功能下降，出现功能性与器质性疾病，疾病迁延日久会伴发心理问题，发展为身心疾病。

心身疾病是"社会环境不良或适应不良"性疾病，也可称为"生物、心理、社会"性疾病。社会应激事件介由不良自主神经内分泌模式引发不良情绪反应，长期不良情绪进一步引发生理问题，逐渐出现临床难以解释的症状（Medical Unexplained Symptom，MUS）、临床难以解释的指标异常（Medical Unexplained Index-change，MUI）、非疾病性形态学变化（Non-Disease Morphological-change，NDM）等亚健康状态，最后发生心身疾病，迁延日久变为慢病。心身疾病不仅仅是一个局部疾病，而是全身系统异常变化下的局部病变，身体任何"局部病变"都仅仅是"心身能整体系统疾病"冰山上的一角。如果一个医生只看见疾病"冰山上"局部病变，而看不到"冰山下"生命宏系统性异常变化，就难以称为"上医"或"大医"，只知道对疾病进行局部治疗，而不懂得进行全身系统性治疗，也只能称其为"工匠型"医生。西方医圣希波克拉底说："对于一个医生来说，了解一个患者，比了解一个患者患什么病更重要。"

3. 医学的定义　医学是研究与维护人生命健康的学问，即研究人的健康和疾病以及相互转化规律的学问，其本质是"人学"。《中国百科大辞典》（1990）对医学的定义是：医学是认识、保持和增强人体健康，预防和治疗疾病，促进机体康复的科学知识体系和实践活动。任何促进人类健康、疾病康复、疾病防治的活动都是医疗实践，任何与人的健康促进、疾病诊疗、疾病康复相关的具有独立理论、方法、技术的科学，都是生命医学。目前，具备这些要素的世界医学体系有西医（临床生物医学）、心理学及中医学。

4. 3D 医学　人体生命是宇宙最复杂的一个多维心身能整体黑箱系统（Multiple Dimension Life），生命内涵远远大于医学内涵，医学内涵远远大于科学内涵。任何科学、任何医学都像盲人摸象，无法独自诠释生命真谛，都不全面甚至存在错误，医学存在人文医学与经验医学的生命学内涵。医学需要多维度整合，只有整合起来才能最大限度接近生命的本质（the Truth of Life），才能更好地为人类健康服务。

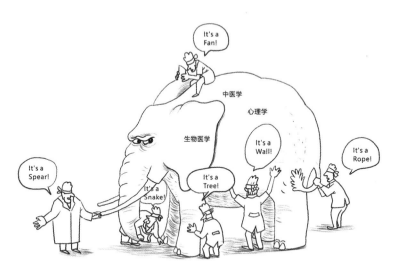

图 22　各个医学都像盲人摸象，只有整合起来才能最大限度
接近生命的本质

3D 医学（3 Dimension Medicine）是从多维生命与生命心身能整体观出发，根据 WHO 健康新概念与现代医学模式新要求，将西医（临床生物医学）、心理学及中医学最先进的生命学理论、最有效的临床技术与方法进行充分整合与融合，形成一种更加符合生命健康促进、亚健康诊疗、疾病防治的全新整合临床医学体系。

3D 医学中的三个医学体系从三个不同层次揭示相同的生命现象，每个医学体系所用的医学术语不同，术语所反映的生命内涵与层级不同。临床生物医学（西医）揭示的是生命宏观可见架构与微观"可见"生命硬件成分，对应的是大分子事件，关注的是局部生物学变化；心理学与中医学揭示的是宏观生命系统整体功能现象，心理学本质上属于生命能量信息医学范畴，对应的是能量云构象变化与小分子云事件，存续时间短暂、多变，具有聚散无形特点，"像风、像云、像雨"，揭示的是生物电矩阵与分子云构象等宏生命学功能现象；中医学侧重于研究生命心身能一体性与脏腑心身能整体功能，揭示的是心理自主神经内分泌免疫轴系统整体功能状态即中医体质状态，属于生命心身能整体功能医学范畴。

3D 医学是多维生命视野下的三种医学体系的融合整合，3D 医学通过探索与揭示慢病多层次生命现象与医学实践，形成慢病未分化状态诊疗体系，挖掘被西医长期忽视的大脑边缘系统、脑干网络系统、垂体—下丘脑、自主神经系统、内分泌分子云网络系统、免疫细胞系统以及宏 DNA 网络系统功能的医疗实践价值。3D 医学弥补了临床生物医学的"以点带面、以偏概全"的一维思维与局部医学观；明确了心理学发展中的医学方向与医学定位问题，让其从虚走向实；解析了中医学"无所不能"哲学思维下真伪难辨的困惑，让中医在 3D 医学框架下更规范、更现实、更有效。

对于慢病诊疗，3D 医学可以从三个不同医学视野、三个不同医学界面、三个不同医学角度入手，作用于三个不同层次，产生立体协同效应，实现了三个医学体系共同针对一个西医临床慢病诊疗的新格局，形成了标本兼治、防治结合、人病同治的新局面。

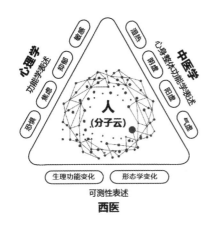

图 23　3D 医学从三个不同医学角度入手，作用于三个
不同层次，产生立体协同效应

任何慢病都是在一定心理变化下的疾病状态，都是在一定中医偏颇体质状态下的疾病状态，心理与中医治疗具有治"本"作用。三个医学体系可以相互叠加、相

互补充；不矛盾、不冲突，在医疗实践中可以进行有效的整合与融合，进而形成三位一体的临床规范，建立三位一体的临床路径。

5. 医学模式发展历程　医学模式（Medical Model）是指在医学科学的发展过程和医疗服务的实践过程中，在某一时期形成的生命观、健康观和疾病观，是对生命与医学重要观念的总体概括，是人们对待或处理生命问题、健康问题与疾病问题的态度或方式。其核心是生命观，是对生命本质的深刻认识。

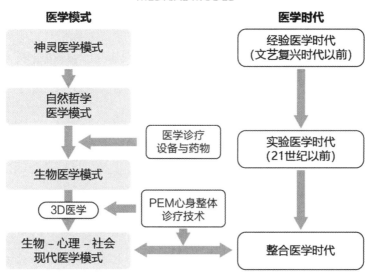

图 24　医学模式发展历程

医学模式发展经历了神灵医学模式、自然哲学医学模式、生物医学模式、现代医学模式四个阶段。21 世纪、医学进入从生物医学模式向现代医学模式发展、从科学医学向整合医学发展的历史时期。

生物医学模式（Biomedical Model）：指建立在经典的西方医学基础之上尤其是细菌论基础之上的医学模式。由于其重视疾病的生物学因素，并用该理论来解释、诊断、治疗和预防疾病以及制定健康保健制度，故被称为生物医学模式。其基本特征是把人看作单纯的生物或一种生物机器。即只注重人的生物学指标的测量，忽视患者的心理、行为和社会性，它认为任何疾病都能用生物机制的紊乱来解释，都可以在器官、组织和生物大分子上找到形态、结构和生物指标的特定变化，都可以确定出生物或物理的特定原因。

现代医学模式（Modern Medical Model）：随着科学的发展，人们逐渐认识到在疾病发生、发展中，除生物因素外，社会因素、心理因素也起着重大作用，根据这种新的医学观点，恩格尔（Engel）于1978年提出"社会－心理－生物"现代医学模式，又称恩格尔模式。现代医学模式就是指从生物、心理和社会等方面来观察、分析和思考，以及处理疾病和健康问题的科学观与方法论。现代医学模式强调人的健康是由生物－心理－社会三方面因素共同决定的，要求临床医生把人看作一个心身整体，要求医护人员具备心身整体诊疗与心身整体护理服务能力，要求医疗服务要从"以疾病诊疗为中心"向"以人的健康为中心"转变，实现人病同治、防治结合，要求医学整合发展。

三、慢病的三个医学视界

根据"3D医学"概念，一个慢病患者从中医角度看可以是阳虚、阴虚、气郁、血瘀等偏颇体质；从心理学角度看会是抑郁、焦虑等问题；从西医角度看就是众所周知的综合医院常见的临床生物学疾病，如糖尿病、高血压、冠心病、肿瘤等。所以，一种临床生物医学所定义的慢病，一般拥有三个医学视界，可以同时采用三种医学诊疗方法。三个医学治疗作用于慢病发生机制的不同层次、不同环节、不同维度，能够产生叠加疗效。

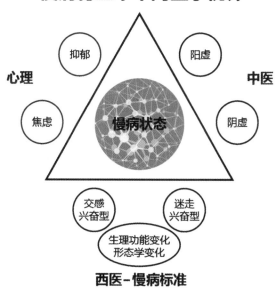

图25　三个医学治疗作用于慢病发生机制的不同层次、
不同环节、不同维度，能够产生叠加疗效

四、西医、中医、心理三大医学体系特征分析

目前，世界三大医学体系是指西医学（西方临床生物医学）、心理学、中医学。三大医学体系从不同层面、不同角度揭示人体生命现象，都具有各自独立的理论、技术及方法体系，都经过了长期诊疗实践的检验，并被证明有效与不可取代。

三大医学体系揭示生命不同侧面

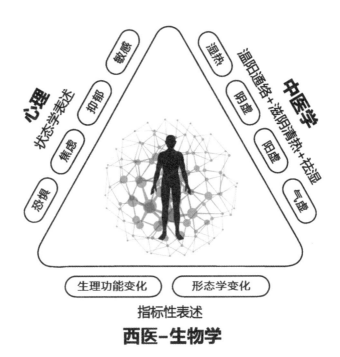

图 26　三大医学体系揭示生命不同侧面

（一）西医是"白箱系统"医学

宇宙的一切存在皆为系统存在，白箱系统是指已经

清楚系统内部结构与功能，明确了系统输入输出逻辑关系，能够精准预测与掌控系统运动规律。相对于白箱系统，黑箱系统就是指还不能全面了解系统内部结构与功能的系统，更多需要通过研究输入与输出关系来了解系统状态与运动规律。生命是黑箱系统，存在大量未知内涵，临床生物医学将个体生命看作生物机器，将生命个体看作白箱系统，试图不断通过研究生物结构性知识，来解决生命整体健康问题，忽视生命宏观现象与功能研究，容易以点带面、以偏概全。

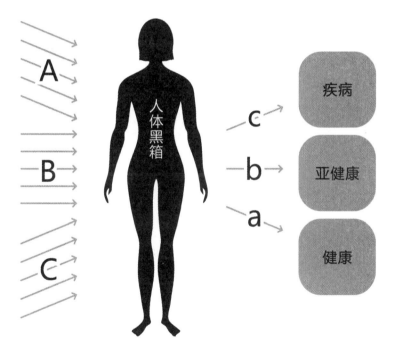

图 27　生命是一个黑箱系统，不同的输入产生不同的输出，
不同的风险因子产生不同健康状态，不同的致病因子产生
不同的疾病形态

西医（西方临床生物医学）是采用大体解剖、组织解剖直至分子解剖技术在研究疾病基础上积累发展起来的疾病医学体系。西医研究的是"人的病，而不是罹患疾病的人"，临床生物医学把人看作单纯生物体或一种生物机器，只注重人的生物学指标测量，忽视患者的心身能整体性与心理、行为和社会性，西医认为任何疾病都能用生物机制紊乱来解释，都可以在器官、组织和生物大分子上找到形态、结构和生物指标的特定变化，都可以确定出生物或物理的特定病因。西医是直接面对疾病（不是面对人）实施治疗的科学。

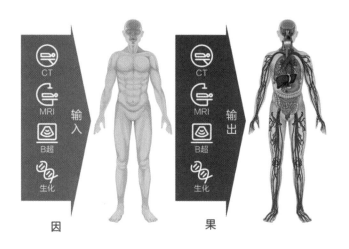

躯体影像学／生理生化检查

图28　生物医学仅仅关注生理指标与影像学检查

对于一个生命个体而言，结构不等于功能，局部不等于整体，西医需要防止因过于"精准"而失去全局观，避免一叶障目、只见树木不见森林。需要杜绝"病治好了，患者却死了，手术很成功，但病症没有解决"的现象发生。

（二）心理学是"黑箱系统"医学

心理是生命整体宏观功能与人的本质特征，随着生命存在而存在，随着生命死亡而消失，单纯生物医学技术难以揭示心理现象。心理学是研究生命心理现象发生、发展规律的科学，研究的主要内容包括"知、情、意、行"与显意识、潜意识、无意识，属于生命宏能量信息系统医学。心理与生理现象是生命整体功能不可分割的两个不同侧面，具有镜像关系，相互影响，相互促进，自主神经与内分泌系统是心理与生理关联系统，心理学具有重要的医学价值与医疗作用。

心理是大脑皮层、大脑边缘系统、自主神经内分泌系统的产物，是大脑边缘系统、自主神经系统生物电磁能量信息场（matrix）与内分泌分子能量信息构象（predisposition）的总和。心理学之于医疗实践是一门正能量医学（Positive Energy Medicine，PEM），心理学是可以改变生命能量运行状态的生命医学，心理学的一切治疗手段都应该体现生命正能量效应与健康促进效果，从而实现疾病防治目的。人的亚健康与疾病状态，相对于健康状态而言，是不同程度的负能量状态，根据取象比类法，就像"雾霾"与"阴雨"天气，而心理治疗的本质就是要通过"祛雾霾"与"拨云见日"的技术方法，实现

"蓝天与白云"晴朗心理天空的医疗效果。

　　不同的人，具有不同的心理模式（认知模式－情绪模式－内外行为模式），即能量转化模式与生理反应模式，不同的心理状态对应着不同的能量云与分子云构象与状态，不良心理（比如贪嗔痴）会产生情绪性"乌云""阴雨"甚至"狂风暴雨"负能量云与分子云，良好心理（比如大爱、大善）会产生"蓝天白云""风和日丽"正能量云与分子云。心理学是培养人积极认知模式与积极情绪模式的科学，是提升人体能量状态的医学。

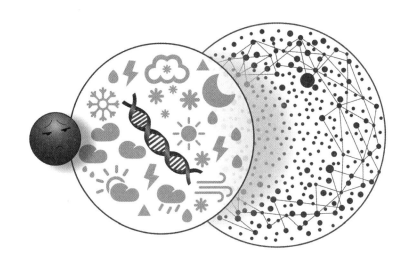

分子云
心理状态：风雨交加/电闪雷鸣/狂风暴雨/波涛汹涌

图 29　心理模型图示

　　心理学关注的是"有病的人，而不是人的病"。"其心乱，百病丛生；其心静，百病无从以生。"心理模式影响决定生理模式，改变心理模式就可以改变生理模式，心理是慢病重要的防治手段与路径，心理治疗具有极其重要的慢病防治效果。

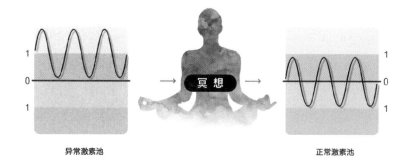

图 30　心理冥想治疗涉及复杂的心身能过程，产生宏观
生命学健康促进与慢病防治效应

　　心理学存在"方向性"问题与"虚而不实"的问题，心理学未来发展方向需要以"积极心理学"为导向，而不是以"消极心理学"为导向，挖掘与激发人类心理积极向上的内在力量，重点发展中医积极心理学治疗技术与方法，充分提升心理学临床慢病防治的实效性。

（三）中医也是一门"黑箱系统"医学

　　中医是中国特色的心身能整合医学与心理自主神经医学体系，中医诊疗的关注点是"有病的人"。中医理论将脏腑、形体官窍功能、精神心理情志通过经络相互联系在一起，从而形成心身能三位一体的生命整体观，每个脏腑的功能与作用都是其心身能整体功能性表述，与临床生物医学中相应的可见器官具有本质不同，比如，中医之"肝"属木，藏血，主疏泄，藏魂，在志为怒，恶风；中医之"心"属火，主血脉，藏神，在志为喜，恶热；中医之"脾"属土，主运化，生血统血，藏意，在志为思，恶湿；中医之"肺"属金，主一身之气，主宣发肃降，藏魄，在志为忧，恶寒；中医之"肾"属水，藏精，主生殖发育，主水主纳气，藏志，在志为恐，恶燥。中药调阴阳、和五脏以及疏肝理气等都是心身能整体治疗之法。

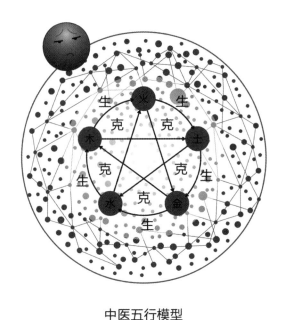

中医五行模型

图31　人体是十二经气构成的圆运动，经气左升右降；

五行生五脏，五脏主五气，具有疏泄、宣通、

收敛、封藏、运化功能

中医强调"不是致病因子让一个人得了病，而是这个人的心身能体质状态让他得了病"，比如，强调"不是过敏因子让一个人过敏，而是这个人的过敏体质让他过敏"，因此，中医治疗过敏的重点是治疗病人的过敏体

质，而不是反复进行过敏原检查，查找确认过敏原，让病人远离或隔离过敏原。中医治疗方向与西医治疗方向完全不同。

中医是一门正能量医学（PEM），通过疏肝理气、温阳通络、升清化浊等法，可以消除体内"雾霾"，比如，痰湿、水饮、瘀血、痰结等。中医治疗的本质就是通过阴阳调理，以培补、增加人体正能量状态，实现"扶正祛邪"的临床治疗效果。

中医经络是生命宏观能量网络构象的表观呈现，随着生命存在而存在，随着生命死亡而消失，对应着自主神经系统、内分泌系统以及免疫系统功能等，经络治疗可以有效提升能量状态、平衡自主神经功能与内分泌系统功能，达到阴阳双补、阴阳平衡、阴平阳秘的治病防病效果。

每一味中药都是一个植物或动物的生命体，其本质就是不同生命分子组合即分子云构象体，不同的中药处方组合，进一步重构不同构象的分子网络系统，意在平衡或纠正人体生命出现的分子网络构象异常状态，进而达到健康促进与疾病防治效果。

根据"3D医学"中医思想，慢病发生发展多是气郁气滞（心理因素）或寒凝气滞（环境因素），引起阴阳失衡、阴阳两虚（自主神经功能失衡与紊乱），进而导致痰湿、湿热、血瘀、痰结等中医偏颇体质状态。痰湿是气郁气滞导致阴阳两虚，偏于阳虚的一种状态；湿热是气郁气滞导致阴阳两虚，偏向阴虚的一种状态；血瘀是气郁气滞导致阴阳两虚、偏于气虚，进而导致血滞的一种状态。中医慢病治疗的通用法则是 ABC 法则：A. 阴阳双补、偏补阳或补阴；B. 疏肝解郁、理气化滞配以活血化瘀；C. 健脾升清化浊兼祛痰化湿、清热、化痰散结等。中医慢病临床治疗模式是 A＋X 模式，A 指相对一致的阴阳双补与疏肝理气之法，X 指不同的针对湿热、血瘀、痰结等治疗之法。

中医诊疗过度强调个性化，缺乏循证医学思维，不容易形成规范。面对同一名患者，不同的中医医生往往形成各自的辨证，会开具不同的中药处方，也会产生不同程度的临床疗效，都会认为各自的辨证最正确、处方最合理，比较难以达成共识与标准。中医还存在"真与伪"的问题，需要认清中医哲学思想的无所不能与中医治疗效果的有限性矛盾问题，逐步建立发展规范有度、标准化的中医临床诊疗路径。

（四）三个医学体系的价值与意义

如果把生命比作蜡烛，则西医研究的是蜡块有形可见部分即硬件部分，强调实证性与"可见性"，心理学研究的是不成形的火苗部分即软件部分，强调功能性，而中医学研究的是介于蜡块与火苗之间的部分，强调心身能一体性。三个医学体系分别从生命三个不同层面研究并揭示不同层次生命现象，具有很好的互补性，能够让医护人员更全面了解生命与疾病的本质。

三个医学体系揭示生命的三个不同层次

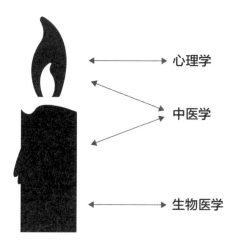

图32 用蜡烛比喻生命，火苗代表心理揭示的生命现象，蜡块代表生物医学揭示的可见生命生物部分，中医介于两者之间，既关注到心理现象，也关注到生物现象

如果把对疾病的研究比作试图填满一个杯子的过程，则三个医学对疾病的探究，就像向杯子里填东西，装满杯子才能揭示疾病全貌。西医将它"可见"的大石头尽量填满杯子，但仍留下了巨大的未知空间；中医用"沙子"填满了西医留下的空隙，看似杯子已经填满了，实际上，这个疾病杯子还有巨大的空隙可以倒入很多水，倒入的这些水就代表心理学内涵。三个医学探究的是疾病的不同层次、不同维度，揭示的是疾病的不同现象。三个医学只有整合起来才能最大限度地填满疾病之杯，才能最大限度地诠释疾病的本质，才能更全面、更好地

治疗疾病。

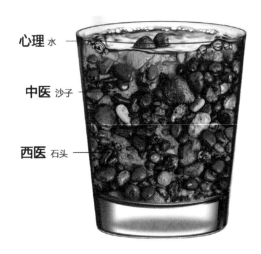

图 33　研究疾病就像装满杯子的过程，三个医学体系采用的手段
不同，研究的角度不同，揭示的内涵不同，起到的作用不同，
具有相互补充性而不是相互矛盾性

　　如果用"红薯"的生长过程比喻"慢病"的发生发展过程，则三个医学对"慢病"的发生发展研究分别是：已经长成的"红薯"代表西医层面的有形"慢病"形态，可以挖除（西医可以切除），中医体质代表的是让"红薯"生长的"土壤"，心理代表的是让"红薯"生长的"水"。而地上的藤蔓枝叶、阳光代表的是"红薯"成长的社会环境与自然环境。

　　面对同一个体生命与慢病，三大医学体系分别从三个视角、三个界面对健康、慢病进行评估分析、诊疗，产生协同效应，叠加疗效，并进一步促进中西医结合学、心身医学、中医心理学等整合发展。

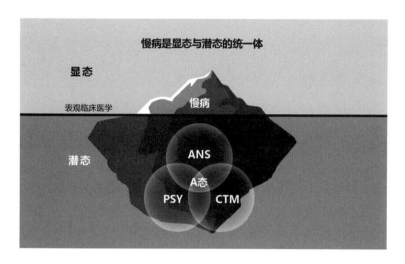

图 34　慢病如冰山，不能只看到看得见的部分，要有系统观，重点要对水面下部分（心理失衡、自主神经紊乱、中医体质变化）进行诊疗，而不仅仅是局部诊疗

从治疗层面上讲，西医即临床生物医学是仅仅专注局部疾病治疗的医学体系，即疾病医学，西医只能看到疾病"冰山上的一角"，看不到"冰山下"的全身性、系统性、多维性变化；心理与中医更多关注"冰山下"的全身性、系统性、多维性变化，即心理自主神经—内分泌—免疫轴系统失衡、紊乱等变化，并建立了相应的行之有效的诊疗方法，对西医临床诊疗具有重大互补性意义。

人是一个心理个体、情绪动物，不存在没有心理、没有情绪的个体生命，任何疾病都是在一定心理状态下、一定情绪下的疾病现象。慢病是个体不良心理模式、情绪模式长期在不健康生活方式与环境风险因子交互作用下逐渐发生发展起来的。慢病是生物、心理、社会性疾病，需要给予认知训练、情绪训练、自主神经平衡治疗、心理药物治疗及中医心身能整体治疗等。

中医是心身能整体医学，是心理自主神经内分泌系统医学，中医不同体质是不同的 PARM 状态。慢病发生发展过程的每一个阶段、每一个过程，都可以表现为不同的"中医偏颇体质"，中医每一项治疗都是系统思维下的心身能整体治疗与心理自主神经平衡治疗。西医（临床生物医学）缺乏系统规范的心身能整体治疗与心理自主神经平衡治疗方法。所以，在西医治疗疾病之"标"时兼以中医与心理治疗，可以达到"标本兼治""防治结合"的临床效果。

（五）三个医学相互对应、相互贯通

三个医学具有一定的相互对应性。比如，心理抑郁与焦虑分别对应的是中医的阳虚与阴虚，心理学人格问题与中医的五态人具有一定的对应关系。中医阴阳与临床生物医学交感神经及迷走神经功能相对应，中医调节阴阳平衡就是平衡生物医学自主神经功能、内分泌功能与免疫功能，也能产生心理平衡效应。同时，心理抑郁与焦虑状态也对应着交感神经与迷走神经、并与内分泌功能状态与免疫功能状态相对应，心理治疗的本质就是平衡自主神经功能状态、内分泌功能状态与免疫功能状态，进而改善脏腑功能，最终达到慢病防治效果。

例如，交感神经过度兴奋（迷走神经处于抑制状

态），人处于紧张不安状态，也就是焦虑状态。这种状态在中医就是一种阴虚状态，心率呼吸增快、代谢增加，反应增加、胃肠蠕动加快；迷走神经过度兴奋（交感神经处于抑制状态），人处于一种极度沉静状态，代谢下降、反应迟钝，容易抑郁，在中医看就是阳虚状态。在临床上可以通过刺激迷走神经治疗焦虑症，通过刺激交感神经治疗抑郁症。因此，充分研究中医经络与穴位治疗技术是心理治疗学未来发展的一个重要方向。

万物分阴阳，两仪生四象，生命细胞功能在这种多重调节机制下可处于"四象、八象"等不同状态。

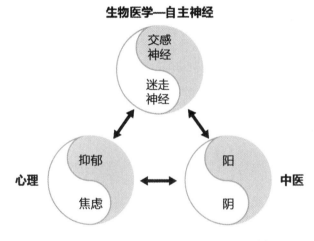

图 35　三个医学具有一定相互对应性

古人云：善养者，先养其心，再养其身；善治者，先治其心，后治其身。

第二节 慢病的三个医学阶段

慢病发生发展不是一蹴而就的事情，而是一个从无形变化到有形改变、从临床慢病未分化状态到临床慢病分化状态、从可逆状态到不可逆状态、多阶段长期发展过程。在生命体验上，慢病发生发展是在过去不良遗传特征、不良历史文化、不良生长环境、不良人际结构编构的反应与应对模式基础上，面临现实环境中的不良因素（风寒暑湿燥火、生活事件等），形成潜在的不良心理情绪反应模式即心理自主神经功能紊乱或障碍，进一步形成细胞生理功能学或形态学变化，表现为异常症状、体征以及中医体质改变和（或）局部病变，最后达到慢病临床诊断标准，发展成为慢病。

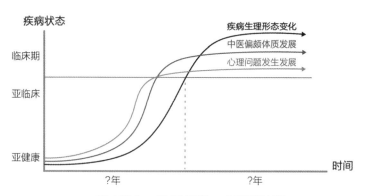

慢病发生一般经历的三个医学阶段

图 36　慢病发生一般经历的三个医学阶段，

最终为三个医学叠加状态

所以，慢病发生发展一般要经历从心理状态变化到中医体质变化，再到西医临床生物医学指标变化三个医学阶段，完成从无形到有形、从未分化到分化发展，最终从健康、亚健康，走向慢病的生命过程。

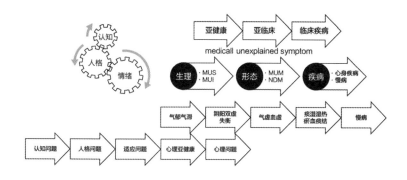

图 37　慢病三大医学发展路径示意图

第三节　临床生物医学发展的困境

一、慢病临床生物医学诊疗面临的困境

临床生物医学具有明确的疾病界限与临床诊疗规范，面对未达到"疾病"诊断标准的亚健康状态（临床未分化状态、心理自主神经功能紊乱状态），临床专科没有相应的诊疗措施，大多"置之不理"，只等达到疾病诊断标准，才能给予诊治。临床生物医学不仅是"守株待兔"式的医学服务体系，由于临床生物医学"看不到"生命

心理自主神经系统功能变化，仅仅看到"局部"疾病形态，临床生物医学还是"治标不治本，治病不治人"的医学服务体系。

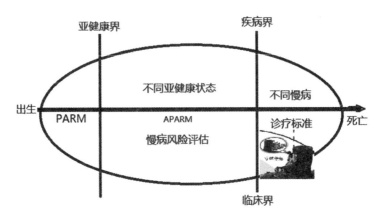

图38　人从出生走向死亡，也是从健康走向慢病的过程，临床生物医学是疾病医学体系，是"守株待兔"式医学，没有建立亚健康诊疗体系

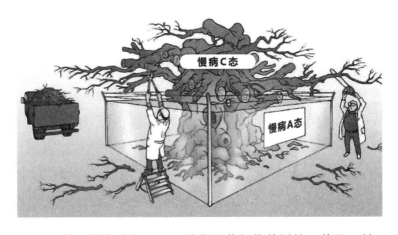

图39　针对慢病治疗，西医就像园艺师修剪树枝，剪了又长。单纯的临床生物医学治标不治本，治病不治人，难以治愈慢病

（1）临床生物医学受"机械论""还原论"的影响，具有很大的片面性和局限性。

·人是一个心身能的整体，临床生物医学仅仅从生物学的角度去研究人的健康和疾病，只注重人的生物属性，忽视了人的心理、社会属性以及更高维度的生命现象。

·临床生物医学关于疾病研究只注重疾病的局部特征，而忽视生命系统变化，尤其是心理自主神经系统功能变化。

·临床生物医学研究仅仅着眼于生命生物学活动过程，很少注意研究心理过程与其他生命过程。

·临床生物学诊疗思维逻辑往往是"不是、就是"（不是病，就是健康），不能阐明人类健康和疾病的全貌，对某些功能性、心因性疾病及亚健康状态，无法给出正确解释，无法取得满意的治疗效果。

（2）临床生物医学把心身能整体的人机械地分解成各种器官、组织、细胞与分子，导致临床科室不断细化，临床诊疗行为失去整体性，患者成了器官，疾病成了症状，医疗成了检查。

（3）临床生物医学将完整的人机械地分解，失去整体性，医疗技术不断"精准化"，医生知识不断碎片化，一个患者被分解成不同专科患者，医疗成了铁路警察各管一段，"头疼医头、脚痛医脚"的现象日趋严重，增加了医疗负担与经济负担。

（4）临床医生看的是局部的病而不是心身能整体的人，治病不治人，缺乏人文精神，过度依赖检查化验等高新技术，忽视精神心理社会因素在疾病防治与康复中的作用，背离现代医学模式与 WHO 健康新概念精神，外科医生成了器官医生、手术匠，内科医生成了"检查化验"医生与"药师"。

（5）由于慢病难以治愈的特点，导致临床专科过度医疗现象日趋严峻，不断推高医疗成本；同时由于慢病难以治愈，导致临床生物技术不断"发展"，导致医疗费用越来越高，造成医生非常辛苦，但临床效果仍然不理想，形成恶性循环，加重社会问题。

（6）临床生物医学研究与采用的治疗方法多是针对"致病"靶点的"杀、伐、阻断、抑制"。临床生物医学是"机械的""局部而非整体的""解剖的、尸体性的"，在临床上容易产生"冰冷的、缺乏人文的"服务。

（7）由于人类疾病谱已经发生变化，而临床生物医学模式不能正确识别心理问题引起的多系统心理问题躯体化症（MUS）、心身疾病等，导致误诊、漏诊现象日益严峻，加之生物医学模式重治疗轻预防，造成患者越来越多，而不是越来越少。

二、生物医学研究具有其难以突破的瓶颈

两百年来的生物医学研究不断从宏观向微观深入，发现了大量疾病相关的分子与基因，并且还在不断发现中。

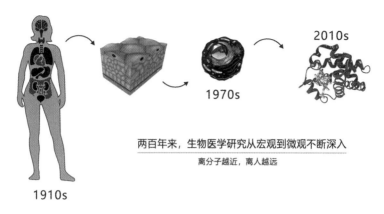

图 40　生物医学研究不断从宏观向微观深入，
离分子越近、离人越远

分子诊断技术、基因治疗技术飞速发展，人类对发现的肿瘤基因进行敲除、封堵等处理，并没有取得预想的目标，肿瘤仍呈现出快速增长的势头，肿瘤患者是越来越多而不是越来越少了。说明人类罹患肿瘤有千万条基因路径，我们封堵了其中一条两条，肿瘤自会找到新的基因之路，让基因治疗无济于事。就像封堵堤坝溃缺一样，只要水势仍在，水总能找到新的溃缺出路。因此，治水的根本在治理水势、分解水势、梳理水势，而不仅仅是封堵漏洞。

基因并不是肿瘤发生的终极病因，基因之上仍有生物医学"看不见的""无法解释的"致瘤因素，它是心理学与中医学研究揭示的生命宏观现象，这部分生命内涵才是需要治理、分解与梳理的"肿瘤发生水势"。因此，融合了西医、心理、中医思维的 3D 医学服务体系将是肿瘤防治的未来方向。

DNA 是生命最深处的宇宙微观能量信息运行系统，个体生命的全部 DNA 构成了一个立体能量信息网络，并形成阴阳动态平衡的表观基因地图，一个基因的变化往往是一系列基因变化事件与一系列分子事件的结果，不存在独立变化的基因事件。"基因之上"的心理学与中医学宏系统生命学致病因素是目前生物医学技术"视界"暂时看不到的生命内涵，就像在神经轴突上的动作电位才是神经细胞功能的本质一样，在 DNA 结构链上的能量信息流现象才是 DNA 功能的本质，而这部分生命内涵在现代科技中还无法探究到。

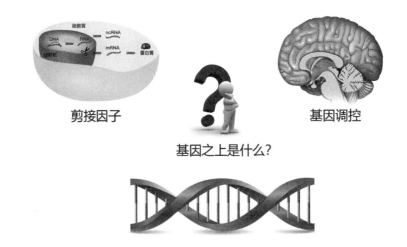

剪接因子　　基因之上是什么?　　基因调控

图41　"基因之上"还有心理学与中医学宏观生命学致病因素

从经验医学与人文医学角度看，医学发展已经传承上千年，生命内涵大于医学内涵，医学内涵大于科学内涵，临床生物医学视界"看不到"、认识不到生命宏观心理系统，但作为临床医生不能"视而不见"；临床生物医学视野"看不见"中医之"气"，但中国的临床医生不能"熟视无睹"。"医道中西，各有所长。中言气脉，西言实验。然言气脉者，理太微妙，常人难识，故常失之虚。言实验者，求专质而气则离矣，故常失其本，则二者又各有所偏矣。"（毛泽东《讲堂录》笔记）西医医生不懂心理学，就不能全面体悟生命的本质，就无法理解心身医学的精髓，就难以理解中医的博大，西医需要借助心理与中医才能突破自己的瓶颈，全面西学心理、全面西学中医是未来医学发展之路。

三、关于生命"点与面""微观与宏观"的哲学思考

生命从原子、分子、大分子、DNA、蛋白质、细胞、组织、器官、系统，再到生命个体持续构建，生命整体功能远远大于局部之和。生命结构与功能是完全不同的内涵，就像大脑的结构是神经细胞与突触网络，而功能则是神经细胞网络生成、释放并沿突触传递的动作电位能量矩阵构象。结构不等于功能，生物医学研究专注的是结构而非功能。临床生物医学研究采取大体解剖、组织解剖直至分子解剖技术，不断将生命从宏观细分、细化到微观分子，试图通过分子事件来解释疾病现象，试图通过基因与分子来治疗疾病。

局部不等于整体，微观不等于宏观，一个分子之点不能代表生命整体之面，生命本质是一个阴阳动态平衡

的能量云与分子云系统，没有独立存在的单个分子事件，每个分子可影响生命分子云阴阳状态，又受分子云阴阳调节，无头无尾，处于动态平衡。

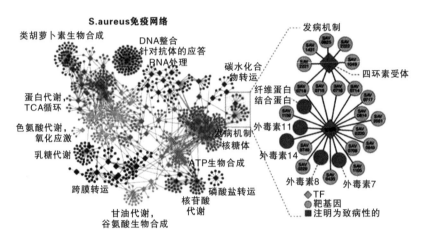

图 42　生命宏分子云阴阳双相调节矩阵示意图

任何单点分子变化，都必然受到生命整体"分子云"正负即阴阳双相调节，一个单点分子与基因变化可能只是疾病一个关联指标与过程指标，不一定存在"必然因果"关系，不一定具有治疗功效，如果生命宏观"意识"想得病，它可以有千条路径，只堵住其中一两条路径，并不能最终解决问题。生命医学是多维医学，生物医学是科学医学，并不能代表医学的全部，没有生物医学不行、只有生物医学也不行。

四、临床生物医学模式的对与错

病例一： 一名 12 岁女学生，因咳嗽、气喘、发热（39.0℃）发病。当地医院按感冒治疗，发热消失，但仍

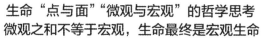

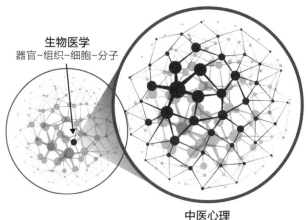

图 43 任何单一分子的变化都受到生命宏分子网络影响

有咳嗽、心慌、乏力。遂到当地省人民医院，行结核菌素试验（PPD），胸片检查正常，颅脑 CT 正常，按照咳嗽、气喘等上呼吸道感染症状，给予抗菌消炎等对症治疗。治疗 1 个月症状不仅没有减轻，反而加重，并出现烦躁等不适。于是转到当地医科大学附属医院神经内科，入院时咳嗽症状明显，烦躁，人多时加重，言语少，拒食，查体不配合；血尿粪常规检查，支原体、衣原体检查正常；心电图、胸片正常；腰穿检查未见异常；颅脑 MRI：双侧额部脑沟稍增宽；脑电图提示轻度异常；诊断为"病毒性脑炎"，给予抗病毒、营养神经等治疗。治疗 2 周，咳嗽症状较前加重，并出现呕吐，并出现精神抑郁状态。呼吸科、消化科会诊建议对症治疗。临床科室已经山穷水尽，最后请了心身科会诊，心身科医生发现患者精神抑郁（不和家人及医生交流）、卧床、拒食、咳嗽明显，遂转入心身科，了解到小孩个性要强、完美，家长要求严格，学习压力大。入院后发现患儿在亲属小孩探望时，能一起和小孩玩耍，完全像正常孩子，症状完全消失。最后经心理学检查确诊为：儿童轻度转换障碍（DSM-IVN），即心理问题躯体化症（MUS），给予心理干预与抗焦虑治疗后，痊愈出院，恢复上学。

在该病例整个诊疗过程中，各专科临床医生做错什么了吗？没有！都严格遵照临床规范，没有错误；那都做对了吗？从患者角度来说，显然都没有做对！那么，究竟是哪里出了问题？是生物医学模式的疾病观与诊疗规范出了问题。那这个病例是个别案例吗？不是，据调查，综合医院门诊 1/3 的患者是 MUS，1/3 的患者是心身疾病，而门诊医生对 MUS 与心身疾病的识别率不到 10.6%，治疗率不到 5%。

病例二：患者女性，47 岁，阵发性心慌、胸闷、气短、晕厥 1 个月。患者发病时伴有濒死感，持续约 30 ~ 60 分钟，患者睡眠饮食差，多梦，在两家综合医院的神经内科、心内科、呼吸科就诊，查心电图显示 T 波倒置，心脏超声、颅脑 CT 没有阳性发现。给予常规对症治疗，未见明显效果。行中医 – 心理联合（CTM-PEM）检查，结果为中度焦虑、阴虚体质，诊断为焦虑伴惊恐发作、躯体化症（MUS），给予黛力新（氟哌噻吨美利曲辛片）

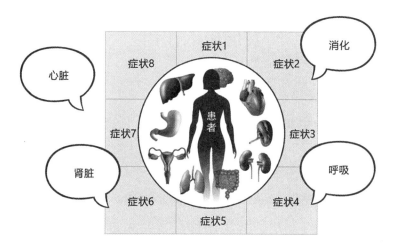

图44 生物医学模式让疾病成了症状、医疗成了检查，
治病不治人

与中药（柴胡15g，黄芩15g，桂枝10g，白芍10g，八月
札15g，茯苓15g，枳壳10g，竹茹10g，法半夏10g，远
志10g，石菖蒲15g，人参15g，甘草10g，桔梗10g。处
方来自国医大师郝万山）治疗1周，症状消失痊愈。

　　这名患者按照西医学科细化、铁路警察各管一段的
生物医学模式医疗路径，需要到心内科、神经内科、呼
吸科就诊，由于临床医生识别不了MUS，只能对症治疗，
不同科室会有不同药物，都难以取得满意效果，患者就
会走上反复就诊、反复更换医生的"逛"医之路，一名
患者就会变成医院的N名患者，无形中增加了门诊量，
增加了医疗负担。

第四节　自主神经系统在慢病发生发展中的作用

一、自主神经系统

自主神经系统（Autonomic Nervous System，ANS）是生命内脏功能调控系统，是连接大脑边缘系统与内脏器官组织的神经网络，其末梢神经遍布内脏组织，直接调节细胞功能状态。

自主神经系统功能具有相对独立性，不受人的意识与意志控制，具有自我调节、自我平衡的内在机制，维持着生命健康状态的动态平衡。生命是自主神经系统控制下的生命，生命各个子系统的内在活动是一种非意志活动，生命系统的内在过程是一个非意志过程，一个人不可能想让心脏停止跳动它就会停止跳动，也不可能想让胃肠道不蠕动它就会停止蠕动。自主神经系统功能正常是确保生命活动正常的关键力量，并让生命过程呈现出自主性、自发性、自成长性、自平衡性、自稳定性、自修复性等特征。

自主神经系统由交感神经（Sympathetic Nerve）与迷走神经（Parasympathetic Nerve）组成，交感与迷走神经纤维遍布全身内脏组织，对内脏细胞代谢与行为具有双

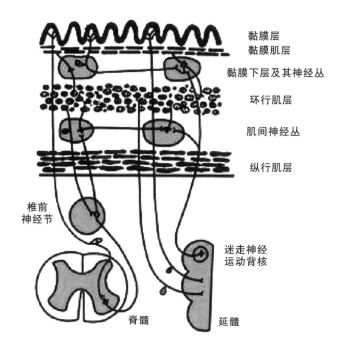

黏膜层
黏膜肌层
黏膜下层及其神经丛
环行肌层
肌间神经丛
纵行肌层
椎前神经节
迷走神经运动背核
脊髓
延髓

图 45　自主神经末梢突触直接到达靶细胞，并通过持续的、
不断变化的动作电位矩阵直接调控靶细胞功能，
动作电位矩阵具有心理内涵

相调节作用。自主神经神经元处于持续放电调控状态，交感神经与迷走对细胞呈持续性对抗性动态平衡调节，与中医阴阳概念相对应，与心理学抑郁与焦虑相对应，交感神经与迷走神经对细胞调节动作电位矩阵可呈现不同比例结构（Predisposition）、不同构象状态（Matrix），导致被调控细胞的行为与功能可处于多重状态与多种模式（Pattern），类似于两仪生四象、太极生八卦，形成不同慢病易感性，直至发生临床慢病状态（States of NCD）。

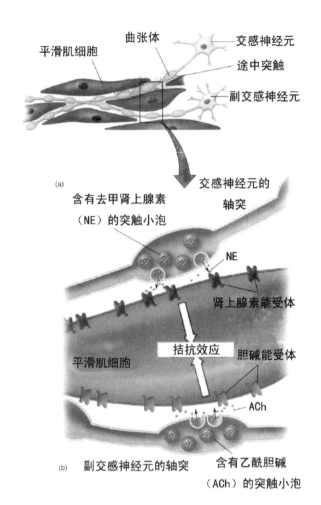

图 46　自主神经突触直接作用于靶细胞，对靶细胞
行为产生直接的调控效应

　　美国 Goldberg ND 等早在 1975 年发现环腺苷酸
（cAMP）与环磷酸鸟苷（cGMP）有拮抗作用、双相调节
细胞功能，首次提出细胞功能调节的"阴阳学说"，这种
拮抗调节作用其本质是自主神经系统交感与迷走"阴阳"
调节机制。现代医学研究已经从分子水平认识到在细胞

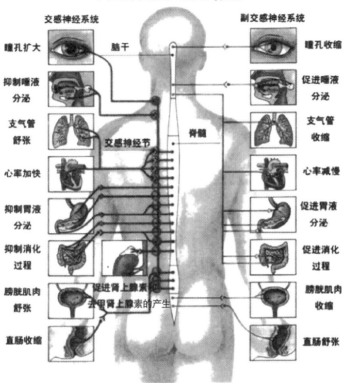

图 47 自主神经由交感神经与迷走神经组成，
双相调节内脏细胞功能

生长调控的每个环节，各元素间都存在着阴阳相互对立的动态平衡调节机制，越来越多具有相互对立制约关系的基因和基因组不断被发现，同一个基因在不同的条件下也常常表现出相互对立矛盾两方面功能，表现为阴中有阳、阳中有阴。

自主神经系统中枢位于大脑边缘系统，大脑边缘系统也是人的心理系统中枢，负责认知、情绪、意志等，

	交感神经兴奋	副交感神经兴奋
循环	强心（心率增快，心缩力增强，传导加快）	抑制心脏（心率减慢，心缩力减弱，传导减慢）
	不重要脏器血管收缩（内脏、皮肤、唾液腺）	软脑膜、外生殖器等血管舒张
	骨骼肌血管舒张（交感节后胆碱能纤维释放胆碱与M受体结合）	
呼吸	支气管平滑肌舒张	支气管平滑肌收缩，黏液分泌增加
消化	分泌黏稠唾液	分泌稀薄唾液
	胃肠蠕动和胆囊活动减弱，括约肌收缩	胃肠蠕动和胆囊活动增强，括约肌舒张
泌尿	逼尿肌舒张，括约肌收缩	逼尿肌收缩，括约肌舒张
眼	瞳孔扩大	瞳孔缩小，泪腺分泌增加
皮肤	竖毛肌收缩，汗腺分泌	——
代谢	血糖升高（糖原分解增加，胰岛素分泌减少）	血糖降低（糖原分解减少，胰岛素分泌增加）

图48 交感神经与迷走神经对内脏系统功能的调节作用

心理周围系统分内外行为系统两部分，躯体运动神经系统是心理外行为即社会行为系统，自主神经系统是心理内行为系统即内脏细胞行为系统。心理与情绪失衡问题会引发自主神经功能异常，出现自主神经功能紊乱或功能障碍（AND），导致对脏器细胞调节的比例结构出现异常（Abnormal Matrix），其最终结果造成内脏细胞功能紊乱、功能障碍等，表现为细胞代谢异常、增殖异常、功能异常，组织器官与生命系统功能异常、形态异常，进一步发展为亚健康状态（Sub-Healthological States，SHS）或慢病状态。自主神经系统是生命重要的心理生理转化表达系统。

生命活动的过程，也常常表现为心理向生理转化的过程，其本质是生命能量信息从电信号形态向分子信号形态转化的过程。起心动念即大脑神经元网络不同的动作电位信号矩阵形成不同的认知模式，再通过相关神经

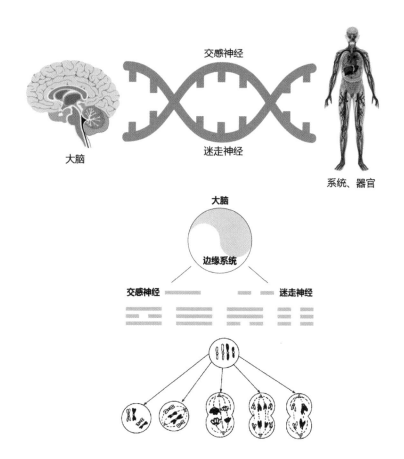

图 49 交感与迷走神经对细胞调节表现为两仪生四象的
多重调控结构

元动作电位在神经轴突向下传递至交感与迷走中枢神经元，最终通过神经介质即分子信号作用于内分泌细胞，产生不同激素分子云构象即情绪模式，自主神经神经介质与内分泌分子共同作用于靶细胞，产生不同的细胞行为模式与不同的细胞功能状态。

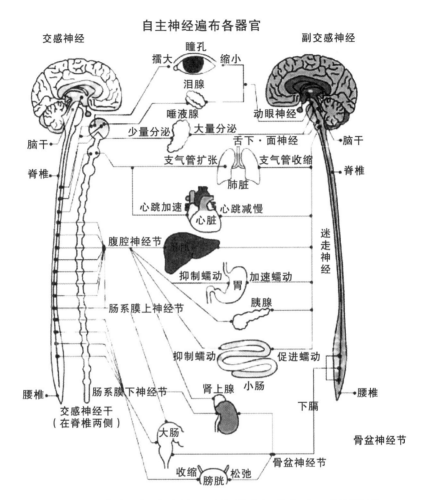

图 50　交感神经与迷走神经对靶器官调节相当于阴阳调节

　　自主神经对效应器靶细胞的调控，表现为持续性放电调控作用，例如，切断支配心脏的迷走神经，则心率加快，说明心迷走神经对心脏靶细胞有持续性动作电位传出，对心脏靶细胞具有持久的抑制作用；切断心交感神经，则心率变慢，说明心交感神经也有持续性动作电位传出。又如，切断支配虹膜的副交感神经，则瞳孔散

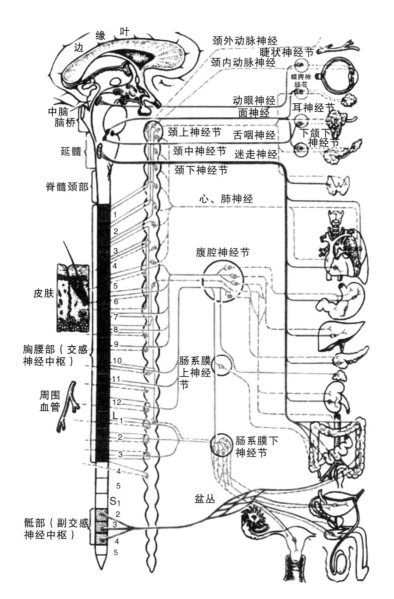

图51 自主神经系统是心理内行为系统即内脏细胞行为系统

大；切断其交感神经，则瞳孔缩小，也都说明自主神经的调节作用呈持续性与紧张性调控特征。

内脏细胞受交感神经与迷走神经（阴阳）双向控制
形成不同调控矩阵、产生不同功能状态

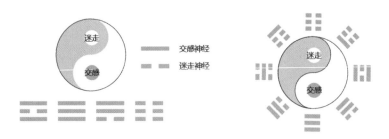

图 52   交感与迷走调节形成不同矩阵，产生不同生理效应

ANS调节细胞功能处于不同状态

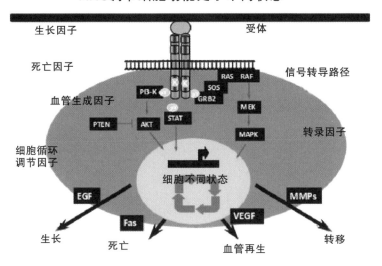

图 53   靶细胞在交感/迷走不同矩阵调节下，
可处于多种功能状态

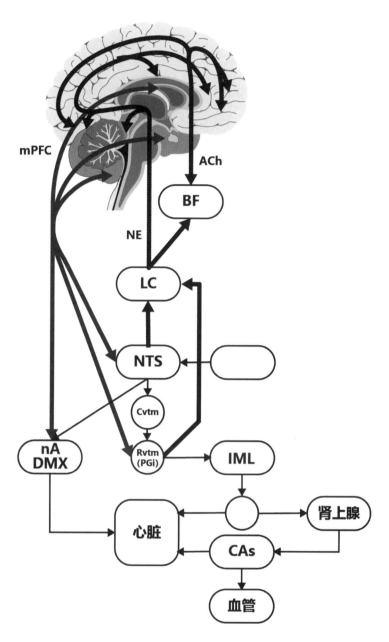

图 54　自主神经除通过末梢纤维直接调控细胞功能外，
还通过调节内分泌系统（ANS-ECS 轴）调控细胞功能

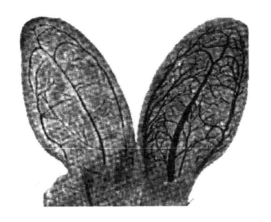

图 55　切断兔右侧耳交感神经控制，血管处于扩张状态，说明
自主神经对血管平滑肌控制的动作电位呈持续性发放状态，交感
神经动作电位的波幅与频率可根据情况在一定范围波动

二、心理自主神经反应模式（PARM）

心理边缘系统与自主神经中枢之间具有耦合关系，心理系统与自主神经系统共同构成生命心理自主神经轴系统（Psycho-Autonomic axis System，PAS），形成心理自主神经反应模式（PARM），心理失衡与紊乱会引起自主神经失衡与紊乱，在临床上心理问题躯体化症（MUS）与自主神经功能紊乱（AND）表现相一致，也与中医体质变化相互对应，三者互为印证、相互交织，标志着比较稳定的心理自主神经功能紊乱或障碍（PAND）形成，进而逐渐发展为慢病状态，这是慢病难以治愈的内在原因。慢病需要心理、自主神经、中医体质协同治疗，心理、自主神经、中医体质可以相互成为彼此的治疗界面、路径与方法。

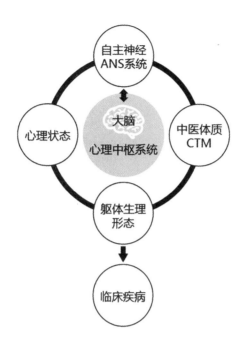

图 56　大脑边缘系统功能不良，通过自主神经 – 内分泌系统轴
可以直接引发慢病

·自主神经系统是生命健康状态的自平衡、自稳态、自修复系统，维持内环境动态平衡（homeostasis），如电解质平衡、代谢平衡等，代谢紊乱标志着自主神经功能出现紊乱。

·自主神经系统还可通过自主神经内分泌（ANS-ECS）轴与神经内分泌免疫系统（ANS-DNES-IS）轴多层面调节细胞功能，ANS 是心理生理转化系统即心身转化系统。

·生命内脏器官组织功能紊乱（MUS：晕厥、失眠、便秘、IBS 等），生化指标异常（NDI：高血脂、高血糖、高尿酸等），形态学变化（NDM：增生、结节、腺瘤等）

皆标志着自主神经功能异常、紊乱或障碍。

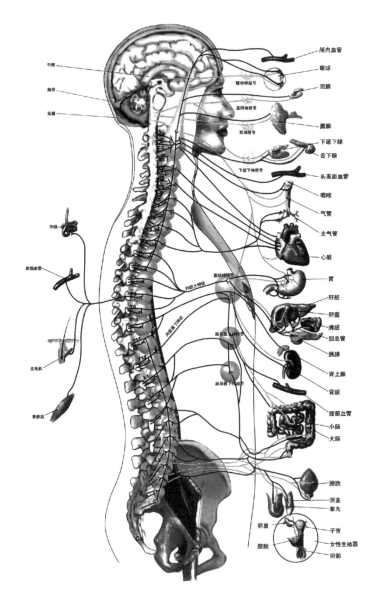

图 57　MUS，生化指标异常（高血脂、高血糖、高尿酸等），
形态学变化（增生、结节、腺瘤等）皆标志着自主神经
功能异常、紊乱或障碍

·自主神经功能障碍（AND）在临床上常常对应着心理问题，MUS（临床难以解释的症状），亚健康（NDI、NDM、NDF），中医体质异常，心身疾病，慢病等状态。

·所有慢病皆伴有自主神经功能障碍，慢病具有临床显态变化与心理自主神经功能潜态变化双重状态，慢病需要临床生物医学（Clinical Physiological Medicine，CPM）与心理自主系统医学（Psycho-Autonomic Medicine，PAM）双重诊疗模式。

·慢病难以治愈的主要原因是目前没有系统成熟有效治疗自主神经功能紊乱或障碍（AND）的技术与方法。

·大脑皮层不能直接控制自主神经中枢，但可以经过边缘系统间接影响自主神经中枢状态，自主神经系统功能不受意识与意志直接控制，具有非理性特征，内脏功能也呈现"情绪"性变化，自主神经功能可以通过心理学、中医学、宏系统医学（Macro Systemic Medicine，MSM）等方法进行动态调整。

三、弥散性自主神经内脏组织内分泌细胞系统

具有分泌功能的自主神经系统神经元（称分泌性神经元）和遍布全身的胺前体摄取脱羟（Amine Precursor Uptake Decarboxylation，APUD）细胞统称为弥散性神经内分泌系统（Diffuse Neuro-Endocrine System，DNES）。APUD 细胞具有摄取胺前体、进行脱羧而产生肽类或活

性胺的能力。这两类细胞分泌的多种激素样物质在调节脏器组织生理活动中起着十分重要的作用。

DNES 系统遍布消化系统、心血管系统、呼吸系统、泌尿系统等，是心理系统最重要生物学基础。DNES 将神经系统和内分泌系统两大调节系统统一起来构成一个整体，共同完成调节和控制机体生理活动的动态平衡，是心身转化系统的重要组成部分。

DNES 分中枢和周围两大部分，目前已发现 50 多种细胞。中枢部分包括下丘脑 – 垂体轴相关细胞和松果体细胞，如下丘脑结节区和前区的弓状核、视上核、室旁核等分泌性神经元，以及腺垂体远侧部和中间部的内分泌细胞等。周围部包括分布在胃、肠、胰、呼吸道、泌尿道和生殖道内分泌细胞，以及甲状腺滤泡旁细胞、甲状旁腺细胞、肾上腺髓质嗜铬细胞、交感神经节小强荧光细胞、颈动脉体细胞、血管内皮细胞、胎盘内分泌细胞、部分心肌细胞及平滑肌细胞等。这些细胞可产生胺类物质如儿茶酚胺、多巴胺、5 – 羟色胺、去甲肾上腺素、褪黑素、组胺等；可产生肽类物质，如下丘脑垂体前叶分泌释放的抑制激素、加压素和催产素，腺垂体以及内分泌细胞分泌的胃泌素、P 物质、生长抑素、蛙皮素、促胰液素、胆囊收缩素、神经降压素、高血糖素、胰岛素、脑啡肽、血管活性肠肽、甲状旁腺激素、降钙素、肾素、血管紧张素、心钠素、内皮素等。

DNES 分泌的各种激素分子组成一个大的激素分子网

络池，对某一个靶器官的靶细胞来说，有正性激素（阳）、负性激素（阴），形成不同的阴阳结构组合，就像不同的分子云、分子雨，产生不同生命学效应，这些激素组合，一方面决定着心理、情绪、情感状态，另一方面控制着全身细胞、组织、器官、系统的功能。喜、怒、悲、思、忧、恐、惊等情绪状态代表不同的自主神经功能矩阵与不同的激素分子网络组合（就像蓝天白云、雾霾阴雨），不同的激素分子组合对机体生理功能具有不同作用，良好的心理状态标志着生理的良好状态，心理问题引发生理问题，心理疾病也是生理疾病。

四、自主神经相关性疾病概念

自主神经系统是直接调节所有内脏功能的神经系统，自主神经神经功能失衡、紊乱或障碍，会引起各个系统功能异常，产生不同临床专科病症，表现为不同的 MUS（即临床难以解释的症状，其本质就是心理问题躯体化症，MUS 的临床特点是身体没有明显器质性改变，临床检查发现不了可以诊断疾病的阳性结果，病情加重或反复常伴随焦虑、紧张、抑郁等情绪变化，常常在不同医院不同科室反复检查反复就诊）、不同的心身疾病或不同慢病形态等，对于这类临床问题可统称为自主神经相关性疾病（ANAD）。

自主神经功能紊乱（AND）在临床上也称神经官能症，与精神心理因素密切相关，大多是因长期精神紧张、心理压力过大，以及生气和心理受到刺激后所引发。患者表现为情绪低下、情绪不稳、烦躁、焦虑，甚至听到说话都浑身难受，心慌、爱生气、易紧张、恐惧、害怕以及敏感多疑，委屈易哭，悲观失望无愉快感，不愿见人，不想说话，对什么都不感兴趣，看什么都不高兴，压抑苦恼，甚至自觉活着没意思，入睡困难，睡眠表浅，早醒梦多，身疲乏力，记忆力减退，注意力不集中，反应迟钝等。自主神经系统功能失调引起的常见 MUS 有胸闷、憋气、心慌、濒死感等心脏神经症，胃痛、胃胀、呕吐、腹泻等胃肠神经症，以及其他如多汗、头痛头晕、视力下降、失眠、健忘、皮肤发麻、皮肤发痒、痛经等临床症状。由于这些症状与 MUS 相一致，因此可以说 MUS 就是 AND，反之亦然。

自主神经相关疾病的治疗重点在自主神经功能平衡治疗，具体技术不同于临床疾病专科技术，更多是以心理学技术、中医阴阳平衡技术、生物医学自主神经功能平衡技术为主的宏系统医学技术。

五、自主神经功能调节与治疗常用技术方法

1. 西医药物治疗 调整自主神经功能药物有谷维素，20～50mg，每天 3 次。

2. MUS 对症治疗 心慌用小剂量普萘洛尔（心得安）及地西泮（安定）；出汗过多可用中成药玉屏风颗粒剂等；神经性尿频用中成药缩泉丸或三金片；失眠可

在睡前服用地西泮（安定）5mg；其他尚可酌情选用阿普唑仑 0.25mg，每天 3 次；艾司唑仑 1～2mg，每天 2～3 次。

3. 深呼吸与屏息训练 深呼吸与屏息训练可以平衡调节自主神经功能。

4. 肌肉放松训练 这种方法可以有效调节 ANS 功能，也是治疗失眠症的有效疗法之一。操作方法：患者在安静环境下采取自己舒服的姿势，按照指导反复进行收缩放松肌肉训练，每次收缩肌肉 5～10 秒然后放松 30～40 秒，训练指导如下：a. 做 3 次深呼吸达到完全放松，每次呼吸要持续 5～7 秒；b. 紧握右手慢慢从 1 数到 5，然后很快松开右手，体会放松的感觉；再次重复一次，把注意力集中在手指手掌手腕和前臂的紧张和松弛上；c. 弯曲右臂使右上臂紧张松弛再紧张再松弛，注意放松后的温暖感觉；d. 重复第二步换成左手；e. 重复第三步换成左臂。每日做 1～2 次，一次大约 20～30 分钟，其中一次要在睡前床上进行。

5. 适量运动 运动是调节自主神经功能的有效方法，每天坚持进行一些户外活动，户外活动不仅可以呼吸到新鲜空气，而且还可以通过各种活动来调节自主神经达到心情愉悦的效果。

6. PEM 冥想治疗 有 PCT、PET、PEM 三类。

7. VR 音乐治疗 治疗音乐分九大类，根据个人情况进行适度配比，音乐治疗时间要合理、不要过长，同时音量也不要过重，否则适得其反。

8. 深睡眠治疗　深睡眠是平衡自主神经功能的重要方法，是治疗自主神经相关性疾病的重要治疗手段。具体方法有经络冥想催眠疗法，中药安神药，西药有地西泮（安定）、阿普唑仑、艾司唑仑、依普福辛等。

9. 保持健康生活方式　生活规律、饮食有节、心态平和、适量运动。

第五节　内分泌与免疫系统在慢病发生发展中的作用

一、内分泌系统

内分泌系统（Endocrine System，ES）是自主神经系统以外的另一重要内脏功能调节系统。

内分泌系统由全身内分泌腺体、内分泌组织与内分泌细胞组成。

内分泌系统（ES）是个体生命内在分子信息传递系统，同样具有双相调节机制、双相调节效果，ES 与自主神经系统密切联系、相互配合，共同调节机体的各种功能活动，维持内环境相对稳定。由内分泌腺或散在全身的内分泌细胞所分泌的高效能生物活性物质称为激素（hormone）。大多数激素经血液运输至远距离的靶细胞而

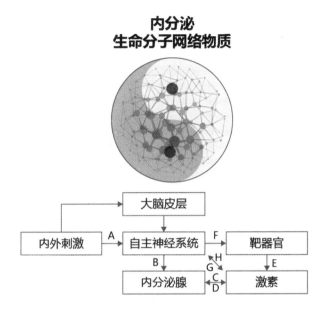

图58　内分泌系统是生命分子能量网络调控系统，
通过激素分子调节靶器官细胞功能状态

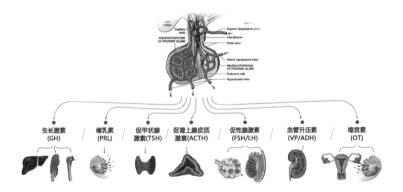

图59　大脑边缘系统—下丘脑—垂体—内分泌腺—
DNES轴调节内脏功能

发挥作用，这种方式称为远距分泌（telecrine）；某些激素可不经血液运输，仅由组织液扩散而作用于邻近细胞，这种方式称为旁分泌（paracrine）；如果内分泌细胞所分泌的激素在局部扩散而又返回作用于该内分泌细胞而发挥反馈作用，这种方式称为自分泌（autocrine）。另外，下丘脑有许多具有内分泌功能的神经细胞，这类细胞既能产生和传导神经冲动（动作电位），又能合成和释放激素，故称神经内分泌细胞，它们产生的激素称为神经激素（neurohormone）。神经激素可沿神经细胞轴突借轴浆流动运送至末梢而释放，这种方式称为神经分泌（neuro-crine）。

内分泌腺体是在形态结构上独立存在的肉眼可见的器官，即内分泌器官，如垂体、松果体、甲状腺、甲状旁腺、胸腺、肾上腺、胰岛和性腺等，内分泌腺体的结构特点：腺细胞排列成索状、团状或围成泡状，毛细血管丰富，没有排送分泌物导管结构；内分泌组织是分散于器官组织内的内分泌细胞团，如胰腺内的胰岛，睾丸内间质细胞，卵巢卵泡细胞及黄体细胞；内分泌细胞分泌的激素，按其化学性质分为含氨激素（包括氨基酸衍生物、胺类、肽类和蛋白质类激素）和类固醇激素两大类。分泌含氨激素细胞的超微结构特点是，胞质内含有与合成激素有关的粗面内质网和高尔基复合体，以及有膜包被的分泌颗粒等。分泌类固醇激素细胞的超微结构特点是，胞质内含有与合成类固醇激素有关的丰富的滑面内质网，但不形成分泌颗粒；线粒体较多，其嵴多呈管状；胞质内还有较多的脂滴，其中胆固醇等为合成激素的原料。每种激素作用于一定器官或器官内的某类细胞，称为激素的靶器官（target organ）或靶细胞（target cell）。靶细胞具有与相应激素相结合的受体，受体与相应激素结合后产生效应。含氨激素受体位于靶细胞的质膜上，而类固醇激素受体一般位于靶细胞的胞质内。

人体大多数非内分泌腺体的器官组织也存在有内分泌功能的组织或细胞，例如大脑（分泌内啡肽、胃泌素、释放因子等），肝脏（分泌血管紧素原等），肾脏（分泌肾素、前列腺素等）。自主神经内脏内分泌细胞（DNES）遍布消化系统、心血管系统、呼吸系统、泌尿系统等，它把神经系统和内分泌系统两大调节系统统一起来构成一个整体，共同完成调节和控制机体生理活动的动态平衡。同一种激素可以在不同的组织或器官合成，如生长抑素（可分别由下丘脑、胰岛、胃肠等合成），多肽性生长因子（可分别由神经系统、内皮细胞、血小板等合成）。

自主神经系统与内分泌系统相互关联，共同构成生命心理的生理表达系统，如下丘脑中部即为神经内分泌组织，可以合成抗利尿激素、催产素等，沿轴突贮存于垂体后叶。鸦片多肽既作用于神经系统（属神经递质性质），又作用于垂体（属激素性质）。自主神经系统与内分泌系统在维持机体内环境稳定方面互相影响和相互协调，例如在调控血糖机制中，既有内分泌激素如胰岛素、胰高血糖素、生长激素、生长抑素、肾上腺皮质激素等作用，也有自主神经系统如交感神经和副交感神经参与。

只有在自主神经系统和内分泌系统均处于正常状态时（心理平衡状态），机体内环境才能维持在正常状态，所以，心理平衡治疗也是自主神经系统与内分泌系统功能平衡治疗的重要路径与方法。

（一）激素调节

大量的内分泌细胞时时刻刻分泌大量的激素分子（持续性分泌、紧张性分泌、波动性分泌等），构成生命动态变化、复杂的激素分子网络矩阵及分子云，不同的激素分子矩阵具有不同的心理学内涵，可以产生不同心理学效应。对于特定的细胞功能状态来讲，这个分子云是由正负与阴阳双相调节的激素分子组合而成，每一种

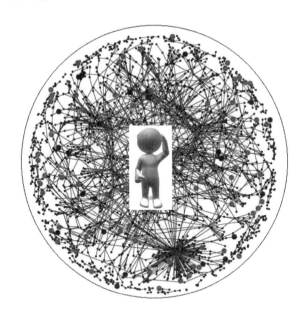

图 60　生命激素分子云分正性与负性激素不同构象，产生阴阳
不同调节，具有不同的心理学内涵，产生不同的心理学效应

激素分子都以一定的速度（如甲状腺素）或一定的节律（如皮质醇、性激素）分泌释放，从而保持激素分子间的动态平衡。基础分泌与动态反馈调节系统是内分泌系统中的重要自我调节机制，从中枢神经系统动作电位信息通过下丘脑—垂体到达外周腺体，转化成分子信息，作用于靶细胞产生生理效应，任何一段、任何一个环节都处于正负反馈调节机制之中。

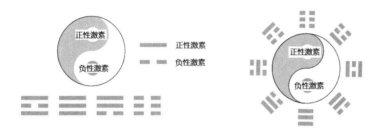

图 61 内脏细胞功能受内分泌正性激素与负性激素双相调节，正负激素形成不同矩阵，产生不同功能状态

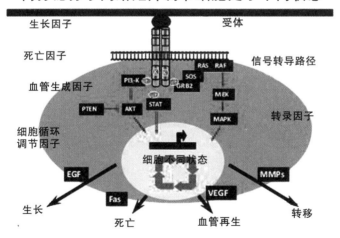

图 62 不同激素矩阵产生不同的细胞功能效应

（二）激素传输

肽类激素在循环中主要呈游离形式，类固醇激素和甲状腺激素（除醛固酮外）均与高亲和力的特异性血浆蛋白结合，仅少量（约1%～10%）呈有生物活性的游离状态。这种对结合与游离激素比例的控制可以辅助性地调节激素功能的效应，既可以调节激素生物活性，又可以调节激素半衰期。

（三）激素与受体

激素必须与特异性受体结合才能产生生理效应。多肽和儿茶酚胺类激素与细胞表面受体结合，通过对基因的影响发挥其生物效应；胰岛素与细胞表面受体结合后共同进入细胞内形成胰岛素－受体复合物，再与第二受体结合产生生物效应，激素与受体的结合为特异性的，并且是可逆性的。

（四）神经内分泌轴系统

内分泌系统是受自主神经系统调控的，是心理的重要生理系统，在组织上呈现为神经内分泌轴结构。

1. 神经内分泌轴结构基础

（1）下丘脑：下丘脑中存在两个大细胞核团——视上核和室旁核。这些大的神经细胞，既能作为神经元接收大脑其他部位的中枢神经元传来的神经冲动（具有心理内涵），又能据此神经冲动信息分泌活性物质，将之转变为激素分子信息（具有心理内涵），我们将这类细胞称为神经内分泌细胞，其所分泌的活性物质称为神经激素。

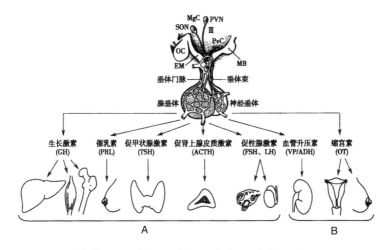

图63　下丘脑—垂体—内分泌腺轴示意图

下丘脑神经内分泌细胞又分为两类，即神经分泌大细胞和神经分泌小细胞。神经分泌大细胞分泌的轴突投射到神经垂体，将自身分泌的血管升压素和催产素送达那里。而神经分泌小细胞的轴突投射到正中隆起，轴突的终末在正中隆起与垂体门脉血液相接触。它们分泌的多种促垂体激素经垂体门脉到达腺垂体，以调控腺垂体分泌各种促激素。神经分泌小细胞分泌的促垂体激素主要包括促肾上腺皮质激素释放激素（CRT）、促甲状腺激素释放激素（TRH）、生长激素释放激素（GHRH）、生长抑素、促性腺激素释放激素（GRH）、催乳素释放抑制激素（DA）等。在这些激素的作用下，腺垂体可以分泌7种作用于外周腺体，对机体功能、活动具有诸多重要意义的激素，包括生长素（GH）、催乳素（PRL）、促甲状腺激素（STH）、促肾上腺皮质激素（ACTH）、卵泡刺激素（FSH）、黄体生成素（LH）和促黑激素（MSH）。

（2）垂体：垂体由神经垂体（垂体后叶）和腺垂体（垂体前叶）两部分组成。其中，神经垂体为神经组织，实际上是下丘脑的向下延伸，它含有的激素全部来自下丘脑的神经分泌大细胞。腺垂体则主要由腺细胞构成，分泌多种作用于外周靶腺的促激素。这些激素功能重要而繁多，不仅涉及机体的生长发育、行为、生殖、营养吸收、代谢，而且参与体内各种内分泌腺功能调节。

2. 神经内分泌轴功能

（1）神经系统对内分泌系统的调节控制作用：下丘脑分泌促垂体激素作用于腺垂体，导致腺垂体分泌促激素作用于靶腺的分泌细胞，使之分泌激素，这个三级水平调节系统称为下丘脑—腺垂体—靶细胞轴系统；它集中体现了神经系统对内分泌系统的调控（具有心理内涵），并以下丘脑为神经冲动接受者，受到更高级中枢如大脑边缘系统、大脑皮层等部位的调节。当来自更高一级中枢的传出神经冲动（具有心理内涵）到达下丘脑时，下丘脑视上核和室旁核的神经元分泌促垂体激素，此为一级激素；促垂体激素经垂体门脉到达腺垂体，刺激或抑制腺垂体分泌多种促激素，即二级激素；促激素经血液循环传至全身，作用于外周靶腺，使这些靶腺的内分泌细胞释放外周激素，即为三级激素（产生心理效应）。通常情况下，较高位内分泌细胞分泌的激素对下位内分泌细胞的活动有促进作用；而下位内分泌细胞分泌的激素对高位内分泌细胞活动又表现为反馈调节作用，其中多为抑制效应。这就形成了一个闭合调节环路，使得血液中各激素水平得以维持相对稳定。

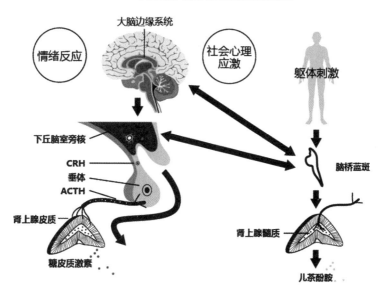

图 64　神经内分泌结构示意图

（2）内分泌系统对神经系统的影响：内分泌系统通过自身分泌的激素影响神经系统的功能活动，从而使神经系统更加精确、有效地发挥功能（心理自主神经闭环调节机制）。这表现为，许多激素在脑和外周神经中都存在，它们并不参与靶组织和靶细胞的内分泌调节，而是呈现出明显的神经效应，表现出更广泛的生理效应。许多激素在脑内有相应的受体，这些受体对神经系统功能的影响更大。据研究，促甲状腺激素释放激素（TRH）在脑内广泛存在；促肾上腺皮质激素释放激素（CRT）

在大脑及边缘系统都有受体分布。

3. 神经系统与内分泌系统协同效应

（1）维持内环境稳态（Homeostasis）：内环境稳态指内环境理化性质相对恒定的状态，是一种复杂的、由体内各种调节机制所维持的动态平衡，表现为心理平衡、自主神经功能平衡、内分泌系统功能平衡以及免疫系统功能平衡等。神经系统与内分泌系统的协调配合是调节、维持内环境稳态的重要因素。以机体水平衡机制中的饮水调节为例，机体缺水时的水平衡可通过两种途径来达到，即渴感促使人增加饮水以及抗利尿激素的调节。其中，渴感是口腔和咽黏膜的感觉神经以及下丘脑的一些细胞感受器来传递信息，属于神经系统的作用；而抗利尿激素作用于肾脏，促进水重吸收，是内分泌系统功效。

（2）调节生物节律（Biorhythm）：大脑神经元的持续性神经冲动（动作电位），在内源因素或环境因素影响下呈现波动性变化（能量涨落），机体内不同的激素分泌速度与水平也呈现波动性变化（分子涨落）。两种波动都具有一定的时间规律，是生物节律性（临床生物医学称之为生物钟、包括睡眠与觉醒节律等，中医称之为子午流注）的重要体现，自主神经系统与内分泌系统是生物节律性的内在控制系统。研究表明，腺垂体生长激素的分泌活动因时相不同而有所不同。在觉醒状态下，生长激素的分泌较少；而进入慢波睡眠后，生长激素的分泌就明显增高；转入异相睡眠后，生长激素的分泌又随之减少。

（3）实现应激反应：应激反应（Stress response），指机体遇到不同的环境或社会应激刺激（Stressers）时，在自主神经功能矩阵中交感神经相对于迷走神经张力增高，体内多种激素水平发生应激性变化，以使机体抵抗力增强与防御能力增强。例如，当机体遭受缺氧、创伤、手术、饥饿、疼痛、寒冷或生活事件、精神紧张、焦虑不安等应激时，自主神经系统便会促使腺垂体增加促肾上腺激素的分泌，在此促激素作用下，肾上腺增加糖皮质激素分泌，β-内啡肽、生长素、催产素、抗利尿激素、胰高血糖素及醛固醇等分泌增加，这些激素均能增强机体抵抗力与应激反应能力。

（4）免疫调节作用（Immunoregulation）：自主神经系统与内分泌系统共同参与机体免疫系统调节，让机体免疫系统功能状态同样具有不同的心理内涵，表达不同的心理效应。正常情况下，免疫系统各级器官、组织、细胞皆受自主神经系统与内分泌系统的调控，维持免疫系统各功能之间的动态平衡。

二、免疫系统（IS）

人体免疫系统功能状态受自主神经系统（ANS）、内分泌系统下丘脑—脑垂体—肾上腺（Hypothalamus-Pituitary-Adrenal，HPA）轴与 DNES 调控，具有心理内涵，

是重要的心理效应系统与内在细胞行为表达系统。免疫
系统（IS）具有免疫监视、免疫防御、免疫调控与机体
细胞行为调控等功能。免疫系统由免疫器官（骨髓、脾
脏、淋巴结、扁桃体、小肠集合淋巴结、阑尾、胸腺
等），免疫细胞（淋巴细胞、单核吞噬细胞、中性粒细
胞、嗜碱性粒细胞、嗜酸性粒细胞、肥大细胞、血小板
等）以及免疫活性物质（抗体、溶菌酶、补体、免疫球
蛋白、干扰素、白细胞介素、肿瘤坏死因子等细胞因子）
组成。免疫系统分为固有免疫（又称非特异性免疫）和
适应免疫（又称特异性免疫），其中适应免疫又分为体液
免疫和细胞免疫。

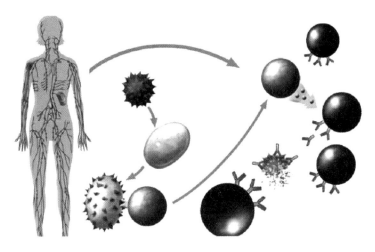

图 65　人体免疫系统

（一）基本功能

免疫系统是机体执行免疫应答及免疫监控功能的重
要系统。免疫系统具有识别和排除抗原性异物，并与机

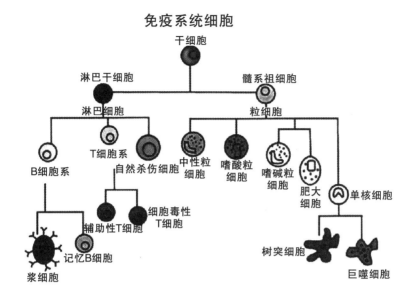

图 66　免疫系统细胞生成图

体神经内分泌系统相互协调，共同调控细胞行为，维持机体内环境稳定和生理功能平衡，具有双相调节机制、双相调节作用，可以形成不同的调节矩阵，产生不同的细胞行为学效应。

　　免疫系统是防卫病原体入侵最有效的武器，它能发现并清除异物及外来的病原微生物等，然而，免疫系统功能亢进或紊乱也会对自身器官或组织造成损伤，产生自身免疫性疾病。

　　·识别和清除外来入侵的抗原，如病原微生物等。这种防止外界病原体入侵和清除已入侵病原体及其他有害物质的功能被称之为免疫防御，能使人体免于病毒、细菌、污染物质的攻击。

·识别和清除体内发生突变的肿瘤细胞、衰老细胞、死亡细胞或其他有害沉积物成分等。这种随时发现体内出现"非己"成分的功能被称之为免疫监视。这种随时清除新陈代谢后废物及免疫细胞与病毒战斗遗留下来的病毒残留物的功能，可称之为免疫清除。

·免疫细胞与机体功能细胞之间具有分子信息沟通与交流机制，对内脏细胞行为与功能状态（尤其是增殖状态）具有调节作用，并通过自身免疫耐受、免疫监控、免疫清除保持内环境细胞功能稳定、细胞行为正常。

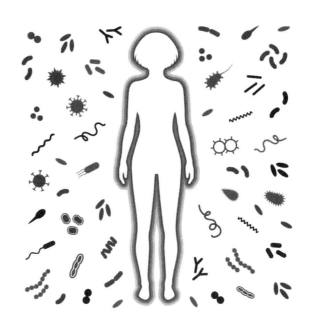

图 67　环境中存在各种致病因子，免疫系统确保
人体不受攻击、不受伤害

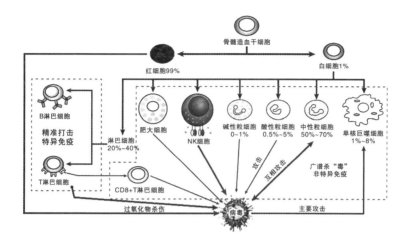

图 68　病毒免疫清除示意图

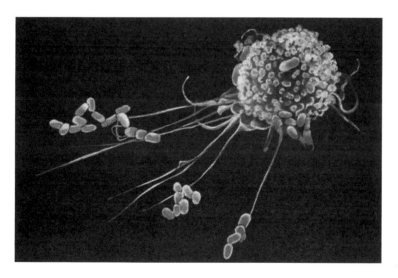

图 69　病毒免疫清除示意图

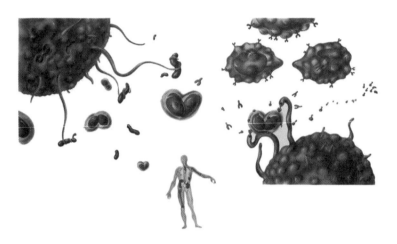

图 70　免疫监视与免疫清除示意图

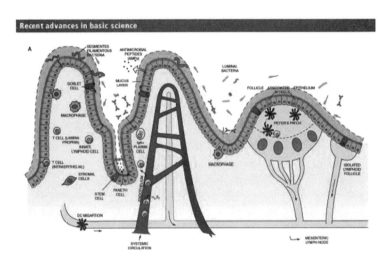

图 71　黏膜免疫清除示意图

　　修补免疫系统功能可以修补受损的器官和组织，使其恢复原来的功能。

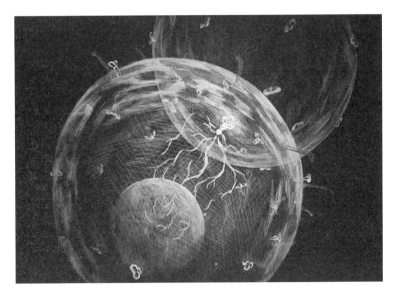

图 72　细胞间具有免疫沟通与免疫交流机制

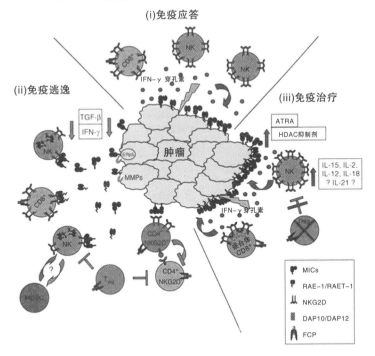

图 73　免疫细胞分正性免疫细胞与负性免疫细胞即阴阳两大类

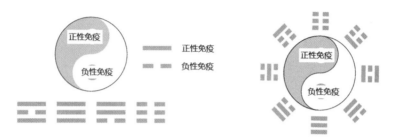

图 74　免疫调节分正性与负性免疫调节两大系统，正负免疫
系统形成不同矩阵对靶细胞进行免疫调节与免疫沟通，
产生不同效应

免疫调节矩阵调节细胞处于不同状态

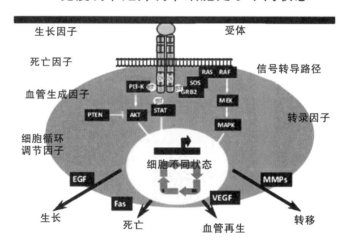

图 75　不同免疫细胞调节矩阵产生不同细胞行为模式

（二）免疫系统组成结构

1. 免疫器官　免疫器官根据分化的早晚和功能不同，可分为中枢免疫器官和外周免疫器官。前者是免疫细胞发生、分化、成熟的场所；后者是 T 淋巴细胞和 B

淋巴细胞定居、增殖的场所及发生免疫应答的主要部位。

（1）中枢免疫器官（包括骨髓和胸腺）

骨髓：骨髓是人和其他哺乳动物主要的造血器官，是各种血细胞的重要发源地。骨髓含有强大分化潜力的多能干细胞，它们可在某些因素作用下分化为不同的造血祖细胞，进而分化为形态和功能不同的髓系干细胞和淋巴系干细胞。淋巴系干细胞再通过胸腺、腔上囊或类腔上囊器官，分别衍化成 T 细胞和 B 细胞，最后定居于外周免疫器官。哺乳动物和人的 B 细胞在骨髓微环境和激素样物质的作用下发育为成熟的 B 细胞。

胸腺：胸腺位于胸骨后、心脏的上方，是 T 细胞分化发育和成熟的场所。胸腺由突起连接成网状的胸腺基质细胞（TSC）及网眼中的胸腺细胞，骨髓来源的单核-巨噬细胞、胸腺树突细胞，结缔组织来源的成纤维细胞等构成。胸腺皮质区密布着不成熟的胸腺细胞，它们逐渐向髓质区迁移，经过双阴性细胞、双阳性细胞，最终发育为成熟的单阳性胸腺细胞——T 细胞。在这个过程中，遍布于皮质、皮髓质交界处及髓质区的巨噬细胞（Mφ）、胸腺树突细胞在胸腺细胞表面 MHC 阳性选择和阴性选择中发挥着相当重要的作用。

人胸腺的大小和结构随年龄的不同具有明显的差异。胸腺于胚胎 20 周发育成熟，是发生最早的免疫器官，到出生时胸腺约重 15～20g，以后逐渐增大，至青春期可达

30~40g。青春期后，胸腺随年龄增长而逐渐萎缩退化，到老年时基本被脂肪组织所取代，随着胸腺的逐渐萎缩，功能衰退，细胞免疫力下降，对感染和肿瘤的监视功能减低。

胸腺具有以下三种功能：

·T 细胞分化、成熟的场所。

·免疫调节：对外周免疫器官和免疫细胞具有调节作用。

·自身免疫耐受的建立与维持。

（2）外周免疫器官　外周免疫器官又称二级免疫器官，是成熟淋巴细胞定居的场所，也是这些细胞在外来抗原刺激下产生免疫应答的重要部位之一，外周免疫器官包括淋巴结、脾脏、黏膜相关淋巴组织，如扁桃体、阑尾、肠集合淋巴结以及在呼吸道和消化道黏膜下层的许多分散淋巴小结和弥散淋巴组织。

扁桃体：扁桃体对经由口鼻进入人体的入侵者保持着高度警戒。那些扁桃体切除的人患链球菌咽喉炎和霍奇金病的概率明显升高。这证明扁桃体在保护上呼吸道方面具有非常重要的作用。

脾脏：脾脏承担着过滤血液、除去死亡血细胞、吞噬病毒和细菌的功能。它还能激活 B 细胞使其产生大量抗体。脾脏是胚胎时期的造血器官，自骨髓开始造血后，脾演变为人体最大的外周免疫器官。

脾脏具有 4 种功能：

·T 细胞和 B 细胞的定居场所。

·免疫应答发生场所。

·合成某些生物活性物质。

·过滤作用。

淋巴结：淋巴结是一个拥有数十亿个淋巴细胞的战场。当生物致病因子入侵展开攻防战斗时，外来生物致病因子和免疫细胞都会聚集在这里，淋巴结增生肿大；淋巴结肩负着过滤淋巴液的功能，把病毒、细菌等残留物通过淋巴液运出人体。人体内的淋巴液大约比血液多出 4 倍。人全身有 500~600 个淋巴结，是结构完备的外周免疫器官，广泛存在于全身非黏膜部位的淋巴通道上。

淋巴结具有以下功能：

·T 细胞和 B 细胞定居的场所。

·免疫应答发生的场所。

·参与淋巴细胞再循环。

·过滤作用。

黏膜相关淋巴组织：黏膜相关淋巴组织（MALT）亦称黏膜免疫系统（MIS），主要是指呼吸道、胃肠道及泌尿生殖道黏膜固有层和上皮细胞下散在的无被膜淋巴组织，以及某些带有生发中心的器官化的淋巴组织，如扁桃体、小肠的派氏集合淋巴结（PP）及阑尾等。主要包括肠相关淋巴组织、鼻相关淋巴组织和支气管相关淋巴组织等。

①肠相关淋巴组织：包括派氏集合淋巴结（PP）、

淋巴小结、上皮间淋巴细胞、固有层弥漫分布的淋巴细胞等。

·M 细胞：是一种特殊的抗原转运细胞。存在于肠集合淋巴小结和派氏集合淋巴小结。

·上皮内淋巴细胞：存在于小肠黏膜上皮内。约40%为胸腺依赖性，60%为非胸腺依赖性。在免疫监视和细胞介导的黏膜免疫中具有重要作用。

②鼻相关淋巴组织：包括咽扁桃体、腭扁桃体、舌扁桃体及鼻后部其他淋巴组织。其主要作用是抵御经空气传播的病原微生物的感染。

③支气管相关淋巴组织：主要分布在各个肺叶的支气管上皮下，主要是 B 细胞。

盲肠：盲肠是促进 B 细胞成熟发展以及产生抗体（IgA）的场所，并扮演着交通指挥员角色，通过生产信使分子来指挥免疫细胞到身体相应部位。盲肠还能"通知"免疫细胞在消化道内出现入侵者。在辅助局部免疫同时，盲肠还辅助控制抗体过度免疫反应。集合淋巴结是肠道黏膜固有层中的一种无被膜淋巴组织，富含 B 淋巴细胞、巨噬细胞和少量 T 淋巴细胞等。对入侵肠道的病原微生物形成一道有力防线。病原微生物最易入侵的部位是口，而肠道与口相通，所以肠道的免疫功能非常重要。

2. 免疫细胞

（1）固有免疫细胞

固有免疫细胞：主要包括中性粒细胞、单核吞噬细胞、树突状细胞、NK T 细胞、NK 细胞、肥大细胞、嗜碱性粒细胞、嗜酸性粒细胞、B-1 细胞、γσ T 细胞等。

固有免疫细胞功能：固有免疫细胞主要是发挥非特异性抗感染效应，是机体在长期进化中形成的防御细胞，能对侵入的病原体迅速产生免疫应答，并能清除体内损伤、衰老或畸变的细胞。

吞噬细胞：人类的吞噬细胞有大吞噬细胞和小吞噬细胞两种。小吞噬细胞是外周血中的中性粒细胞。大吞噬细胞是血中的单核细胞和多种器官、组织中的巨噬细胞，两者构成单核吞噬细胞系统。

当病原体穿透皮肤或黏膜到达体内组织后，吞噬细胞首先从毛细血管中逸出，聚集到病原体所在部位。多数情况下，病原体被吞噬杀灭。若未被杀死，则经淋巴管到附近淋巴结，在淋巴结内的吞噬细胞进一步把它们消灭。淋巴结的这种过滤作用在人体免疫防御能力上占有重要地位，一般只有毒力强、数量多的病原体才有可能不被完全阻挡而侵入血流及其他脏器。而在血液、肝、脾或骨髓等处的吞噬细胞会对病原体继续进行吞噬杀灭。

以病原菌为例，吞噬、杀菌过程分为三个阶段，即吞噬细胞和病菌接触、吞入病菌、杀死和破坏病原菌。吞噬细胞内含有溶酶体，其中的溶菌酶、髓过氧化物酶、乳铁蛋白、防御素、活性氧物质、活性氮物质等能杀死病菌，而蛋白酶、多糖酶、核酸酶、脂酶等则可将菌体降解。最后不能消化的菌体残渣，将被排到吞噬细胞外。

细菌被吞噬在吞噬细胞内形成吞噬体；溶酶体与吞噬体融合成吞噬溶酶体；溶酶体中多种杀菌物质和水解酶将细菌杀死并消化；菌体残渣被排出细胞外。

病菌被吞噬细胞吞噬后，其结果根据病菌类型、毒力和人体免疫力不同而不同。化脓性球菌被吞噬后，一般经 5~10 分钟死亡，30~60 分钟被破坏，这是完全吞噬。而结核分枝杆菌、布鲁杆菌、伤寒沙门菌、军团菌等，则是已经适应在宿主细胞内寄居的胞内菌。在无特异性免疫力的人体中，它们虽然也可以被吞噬细胞吞入，但不被杀死，这是不完全吞噬。不完全吞噬可使这些病菌在吞噬细胞内得到保护，免受机体体液中特异性抗体、非特异性抗菌物质或抗菌药物的有害作用；有的病菌尚能在吞噬细胞内生长繁殖，反使吞噬细胞死亡；有的可随游走的吞噬细胞经淋巴液或血流扩散到人体其他部位，造成广泛病变。此外，吞噬细胞在吞噬过程中，溶酶体释放出的多种水解酶也能破坏邻近的正常组织细胞，造成对人体不利的免疫病理性损伤。

（2）适应性免疫细胞（淋巴细胞）：适应性免疫细胞有 T 淋巴细胞和 B 淋巴细胞。

B 淋巴细胞：由哺乳动物骨髓或鸟类法氏囊中的淋巴样干细胞分化发育而来。成熟的 B 细胞主要定居在外周淋巴器官的淋巴小结内。B 细胞约占外周淋巴细胞总数的 20%。其主要功能是产生抗体介导体液免疫应答和提呈可溶性抗原。

T淋巴细胞：来源于骨髓中的淋巴样干细胞，在胸腺中发育成熟。主要定居在外周淋巴器官的胸腺依赖区。T细胞表面具有多种表面标志，TCR–CD3复合分子为T细胞的特有标志。根据功能的不同可分为几个不同亚群，如辅助性T细胞、杀伤性T细胞和调节性T细胞。

其主要功能是介导细胞免疫。在病理情况下，可参与迟发型超敏反应和器官特异性自身免疫性疾病。活化的NK T细胞具有细胞毒作用和免疫调节作用。

（3）淋巴细胞归巢与再循环

淋巴细胞归巢：成熟淋巴细胞离开中枢免疫器官后，经血液循环趋向性迁移并定居于外周免疫器官或组织的特定区域。如T细胞定居于副皮质区，B细胞定居于浅皮质区；不同功能的淋巴细胞亚群也可选择性迁移至不同的淋巴组织。

淋巴细胞再循环：是指淋巴细胞在血液、淋巴液、淋巴器官或组织间反复循环的过程。

淋巴细胞再循环的意义：

·使体内淋巴细胞在外周免疫器官和组织的分布更趋合理，有助于增强整个机体的免疫功能。

·增加与抗原接触的机会，有利于产生初次或再次免疫应答。

·使机体所有免疫器官和组织联系成为一个有机整体。

·传递免疫信息到全身，有利于免疫细胞的动员和效应细胞的迁移。

3. 免疫分子

膜型分子：包括 TCR、BCR、CD 分子、黏附分子、MHC 分子、细胞因子受体。

分泌型分子：包括免疫球蛋白、补体、细胞因子。

（1）免疫球蛋白

概念：具有抗体活性或化学结构与抗体相似的球蛋白称之为免疫球蛋白。

分类：①分泌型球蛋白，主要存在于血液及体液中，具有抗体的各种功能。②膜型球蛋白，主要构成 B 细胞膜上的抗原受体。

功能：①识别并特异性结合抗原；②激活补体；③穿过胎盘和黏膜；④对免疫应答的调节作用；⑤结合 Fc 段受体：IgG、IgA 和 IgE 抗体可通过其 Fc 段与表面具有相应受体的细胞结合，产生不同的生物学作用，包括细胞行为与功能调理作用，抗体依赖的细胞介导的细胞毒作用，介导 I 型超敏反应。

（2）补　体

概念：补体是一个具有精密调节机制的蛋白质反应系统，是体内重要的免疫效应放大系统。其广泛存在于血清、组织液和细胞膜表面，包括 30 余种成分。

组成：①补体固有成分；②补体调节蛋白；③补体受体。

功能：①溶菌、溶解病毒和细胞的细胞毒作用；

②细胞行为与功能调理作用；③免疫黏附；④炎症介质作用。

激活途径：①经典途径；②MBL 途径；③旁路途径。

（3）细胞分子

概念：细胞分子是由免疫原、丝裂原或其他因子刺激细胞所产生的低分子量可溶性蛋白质，为生物信息分子，具有调节固有免疫和适应性免疫应答，促进造血，以及刺激细胞活化、增殖和分化等功能。

分类：①白细胞介素；②趋化因子；③肿瘤坏死因子；④集落刺激因子；⑤干扰素家族：包括 IFN-α、IFN-β、IFN-ε、IFN-ω、IFN-κ、IFN-γ；⑥其他细胞因子：如转化生长因子 β、血管内皮细胞生长因子等。

（4）黏附分子

概念：黏附分子是众多介导细胞间或细胞与细胞外基质间相互接触和结合分子的统称。

分类：①免疫球蛋白超家族；②整合素家族；③选择素家族；④黏蛋白样血管地址素；⑤钙黏蛋白家族。

常见的黏附分子：如 CD4、CD8、CD22、CD28、CTLA-4、ICOS 等。

功能：①淋巴细胞归巢；②炎症过程中白细胞与血管内皮细胞黏附；③免疫细胞识别中的辅助受体和协同刺激或抑制信号。

第六节　DNA 系统在慢病发生发展中的作用

　　DNA 是维持生命基本存在的微观能量与信息运行控制系统，也有结构与功能之分，结构与功能同样具有不同的内涵。DNA 具有多维性、多态性，产生不同时间与空间构象，时空构象也是一种能量信息形态，DNA 上运行的不同状态的能量信息流是 DNA 功能的核心。DNA 对外界各种能量形式都具有反应性、应对性以及适应性，并以细胞分子合成与分解为表达形式，进一步转化为分

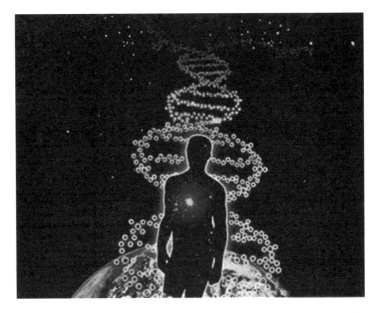

图 76　个体生命的全息信息皆编构在 DNA 之中，并从远古穿越而来，我们通过 DNA，可回溯生命起源久远的过去；我们透过 DNA，可深入到宇宙奥秘的深处

子信息沟通与细胞行为学模式。

一、慢病是 DNA 表观变化持续积累发展的结果

我们每一个人，都来源于一个受精卵，受精卵一分二、二分四、四分八，指数增长，形成囊胚，开始分化，遵循新的分化增值模式，逐渐成形。十月怀胎，一朝分娩，来到这个世界。这个过程主要是由 DNA 控制。人在出生入世以后，看似大脑与自主神经系统越来越多控制生命活动，事实上 DNA 仍在幕后控制着生命的每一个过程（即生命的"无意识"控制），或者说生命的每一个过程、每一种状态都必须经由 DNA 通过细胞进行"表达"才能最终实现。

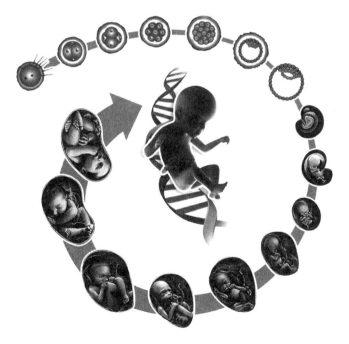

图 77　DNA 是构建个体生命与维持健康的"守护神"

DNA 是构建个体生命与维持健康的"守护神",而大脑是现实环境各种能量信息的"反应板",大脑神经系统通过各种感觉器官,不断接受外界不良能量信息的干扰(应激因子,Stressers),通过大脑边缘系统、自主神经系统、内分泌分子网络系统(心理自主神经应对模式),产生"情绪"分子(应激分子),持续作用并对 DNA 造成伤害,这种伤害累积到一定程度,超过一定阈值,产生 DNA 变异或突变,细胞行为发生变化,导致慢病发生与发展,生命进入非健康寿命状态。

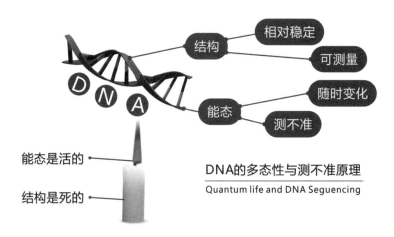

图 78　DNA 序列与 DNA 功能是完全不同的内涵

DNA 具有能量分级,在高能量级,生命正性分子基因开放产生健康状态,在低能量级,负性分子基因开放产生亚健康与疾病状态,端粒酶长短与 DNA 能级密切相关。

DNA 包含 A + X 两类遗传信息,A 是传统意义上的遗传信息,即 DNA 序列所显示的遗传信息,X 是表观遗

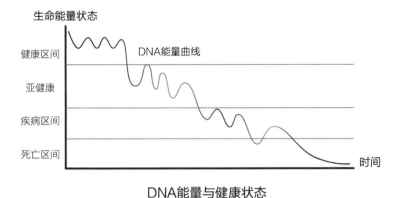

图 79　DNA 能量状态与健康状态密切相关

传信息。

表观遗传是指在 DNA 序列没有发生改变的情况下，基因功能发生了可以遗传的变化，并最终导致了表型的变化，表观遗传学变化就像树枝开花，它不符合孟德尔遗传规律，生命状态是 A + X 的综合表达。

每个人的基因只有一套，但基因上所修饰的、依附的、被黏附在上面的分子是多种多样的，基因上面的表观修饰可以有成百上千套，这个数量仍在持续不断地增加。DNA 拥有极其复杂的表观变化与表观遗传特征，即 X 可以有 N 种变化，体现在生命可以具有多重状态。表观遗传学（Epigenetics）X 的主要调节机制有 DNA 甲基化、组蛋白甲基化与乙酰化、非编码 RNA（siRNA 和 miRNA）等调节机制。表观基因组所调控的基因表达受多种环境因素与心理因素的影响。

二、DNA 有"善"与"恶"之分

一个受精卵可以持续编构、塑造一个健康的生命；一个体细胞，拥有相同的 DNA 蓝图，可以发展成为恶性肿瘤细胞，毁灭一个生命，显示 DNA 具有"善与恶"不同的内涵与功能状态，一个显示"大爱"，一个心存"大恶"，全息蕴藏在同一套 DNA 之中。

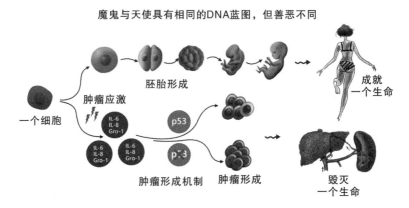

魔鬼与天使具有相同的DNA蓝图，但善恶不同

图 80　一个受精卵可以成就一个健康的生命；一个个体的细胞，拥有相同的 DNA 蓝图，也可以发展成为恶性肿瘤，毁灭一个生命。显示 DNA 具有善恶不同的内涵与功能状态

DNA 是"善恶"生命能量信息统一体，包含"健康"与"不健康"两大类基因信息数据库，可编构出生命"善与恶"两大类分子网络系统，呈现出"健康与不健康"两种细胞学行为，进而编构出不同的健康、亚健康与慢病状态。两类基因信息相互对立统一，形成正负即阴阳的动态平衡。DNA 蕴含着启动生命编构与终止生

命过程的双相信息程序，蕴藏着维持生命健康与让生命罹患疾病的双重信息内涵。

DNA 表观基因会依据心理的变化而变化，不良的心理、不良的情绪会产生不良的 DNA 表观改变，合成不健康的功能分子与结构分子，产生不健康的细胞行为，造成各种不健康状态。善心与慈爱是生命一种良好的心理状态，代表着良好的生命分子网络构象与组合，能够让 DNA 功能处于良好状态。所以，无论顺逆，生爱心与存善意，人体内就会自动分泌良性健康分子，就是在体内为自己生产促进健康的良药，它可以有效对抗或抵消各种不良分子的不良效应，平复并消除细胞的"恶"性行为，激发自愈潜力，进而促进并维持生命健康。

三、决定 DNA 变化的内在性调控机制是心理自主神经反应模式（PARM）

肿瘤发生可以仅仅是一个心理事件。

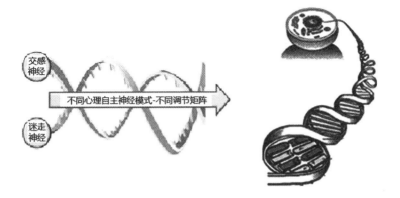

图 81　心理自主神经反应模式（PARM）决定 DNA 表观变化

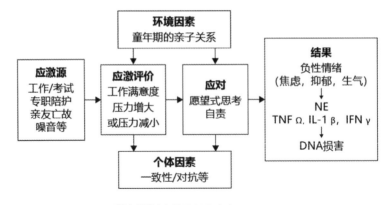

图 82　压力可以通过 ANS 产生 DNA 改变

　　女性患者，45 岁，2 年前体检肝脏 CT 结果正常，2 年后腹部 CT 检查发现肝脏中期肝癌。该患者没有慢性乙型肝炎病史，家族中未问及肝癌病例，仔细询问，得知两年前患者爱人因赌博输掉自家两室一厅房子，租住一室一厅生活。患者经常生闷气，情绪不稳，出现抑郁焦虑状态，未予诊治，直至发现肝癌。

　　这是一个典型的不良生活事件，产生持续情绪压力引发肿瘤发生发展病例，患者工作环境未变化，饮食生活没有大的变化，自然环境没有大的变化，仅仅是一个心理事件。越来越多的研究提示，肿瘤的发生常常与极端生活事件密切相关，但当事人常常记忆不清、表述不明。改变认知模式可以预防不良生活事件与极端生活事件的伤害，"不是不良生活事件伤害了你，而是你对不良生活事件的不良认知与负性态度伤害了你"。

第三章　慢病双态模型与诊疗模式

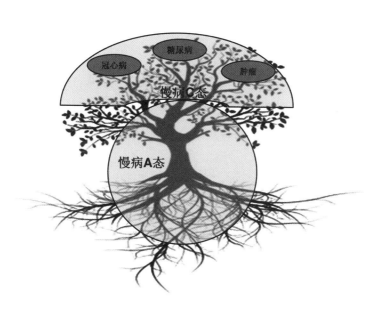

第一节 生命双态性

一、生命躯体与心理双态一体性

活人与死人的区别是什么？

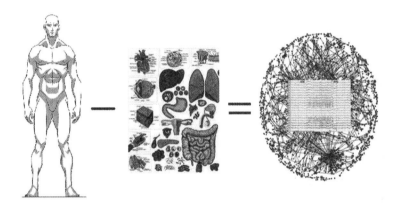

图83 活人减去尸体是以心理为表象的生命能量场与分子云

昨天一个鲜活的人，今天因为天灾人祸或疾病猝死，从外观上看人还那个人，但昨天是活人，今天是死人，本质不同；从解剖角度看，死人与活人的器官、组织结构似乎完全一样；分别从活人与刚去世的死人尸体取组织进行 DNA 检测，二者的测序结果也会完全一样。那活人与死人到底有什么区别？活人减去死人的那部分是什么？它的构成要素及重量是多少？这个部分是代表生命"活"的部分，我们称之为生命的广义心理部分，它随着生命的存在而存在，随着生命的死亡而消失，生命广义心理主要的构成要素是在生命躯体硬件上奔跑运行的生物电、电磁场、神经动作电位以及由内分泌系统细胞DNA 编码产生的瞬息变化的激素性分子云（半衰期短），生命不同的广义心理状态是生命体内持续产生、释放的各种形式、各种频谱的电流所形成的电磁场矩阵（Life Holistic Integrative Electromagnetic Matrix）与持续动态分泌释放的调节机体功能状态的激素小分子云所形成的不同构象（Holistic Integrative Small Molecular Cloud Predisposition）的总和。众所周知，临床上只有心电信号消失、心电图拉成直线，才能宣布患者死亡；同样，脑电消失、脑电图拉成直线，才标志着脑死亡。生命本质是以电信号为标志的能量体，没有电信号，生命不能称为生命，电信号是心理活动的核心构成要素。

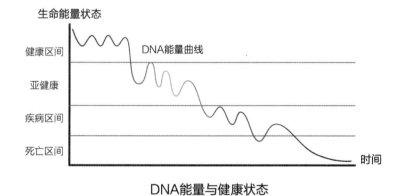

图 84　生命本质是以电信号为标志的能量体，没有电信号的
生命不能称为生命，电信号是心理活动的重要构成要素

生命是躯体（Body）与心理（Psychology）双态一体的整体存在，没有心理的躯体是尸体，不是生命，躯体是心理的载体。如果把躯体比作电线网络（神经系统网络），心理就是在电线网络（大脑边缘自主神经系统）中运行的电流之"风"（具有心理内涵的动作电位矩阵）与由电流"风"吹起的生命分子海洋的"潮起潮落"（内分泌系统功能波动）。生命到处都是电流、电场、分子云、分子潮水，经络是人体宏观能量运行系统，与心理自主神经内分泌轴相对应，具有平衡心理自主神经功能作用。人的广义心理中的电流与电磁场部分具有自主自发性，神经电信号具有内生性与重组性，"起心动念"皆是大脑神经元动作电位内涵与结构的变化，这种神经电冲动通过自主神经系统向下传导与内分泌系统共同转化为分子能量信息信号，进而与免疫细胞协同转化为细胞 DNA 表观改变与细胞生理学效应、形态学变化，从而实现从无形能量形式向有形能量形式转化（电能量转化为分子能量），完成心身转化过程，一种生物电能经过自主神经—内分泌—细胞轴转化为一种细胞功能或一种形态结构。心理是生命的本质特征，不存在没有心理的个体生命，器官、组织、细胞功能都有心理特征，皆有情绪状态。

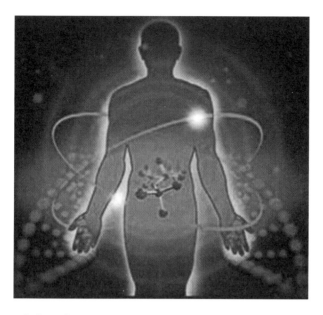

图 85　个体生命处于能量场中，能量场态与心理自主神经功能

状态密切相关，随生命的存在而存在，随生命的死亡而消失

二、生命"软件"与"硬件"双态合一性

电脑是硬件与软件的统一体，但只有硬件没有软件的电脑，就是一个摆设，没有任何功能与价值，而且电脑硬件一旦制造出来，一般不会改变，软件升级必然会受到一定限制。生命体也是一个由"躯体硬件"与"生命软件"组合而成的统一体。所不同的是，生命硬件是由软件控制由细胞持续编构制造而来，并呈现单向动态的发展过程（生、长、成、老），躯体硬件与生命软件是完全不同的内涵，躯体硬件是软件的载体，是生命软件存在与发展的前提、又是软件编构的结果，软件在硬件

人的心理是一种生命宏分子能量信息云
随着生命的存在而存在，随着生命的死亡而消失

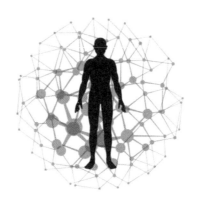

图 86 　个体生命处于以心理为表象的分子网络之中，这个
心理分子网络随生命存在而存在、随生命死亡而消失

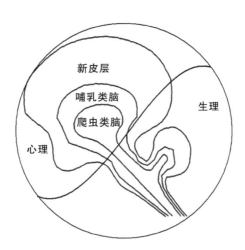

图 87 　心理与生理转化具有大脑神经结构基础，心理生理
是生命一体性与双态性的统一

中运行并自我升级、持续发展，最终自我终止（生、长、成、老、死）。

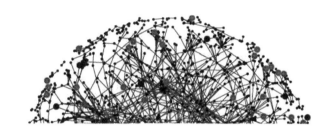

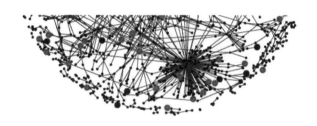

图88　生老病死过程是软硬件双态变化的过程，生命软件与硬件相生互进，螺旋上升，构成个体生命心身能整体时空过程

个体生命是硬件与软件双态合一性整体，软件决定硬件，硬件反过来影响推动软件升级，二者相互促进、相互支撑、互为因果、互为镜像、循环往复、螺旋上升，直至死亡。

·生命硬件（物化躯体，Ongoing Changing Body）是由生命软件（广义心理，General Psychology，心理－自主神经－DNA）编构制造而来，并呈现不断发展的动态过程。

·生命软件（广义心理）在自己制造的生命硬件中运行并持续自我升级，进而编制升级硬件系统，循环往复、螺旋上升。

·生命软件系统包含意志（大脑显意识）与非意志（潜意识、无意识，即自主神经功能、内分泌功能、DNA生命控制功能等）两部分，对内脏系统功能的调节作用，意志部分必须通过非意志部分（自主神经、内分泌系统、DNA系统）才能发挥作用。

·生命硬件（结构）与软件（功能）是完全不同的内涵，比如，大脑硬件是神经元、树突、轴突网络结构，大脑软件是神经元产生释放并向下传导的动作电位矩阵，结构不等于功能。

·生命每一个构成要素都是硬件与软件的统一体，大到生命系统、器官，小到分子、原子都不例外。

·DNA本身也是硬件与软件的统一体，DNA中的软件系统也是一种能量信息流与能量信息场，储存有生命成长与生命终止的内在控制程序，DNA软件部分是DNA系统的本质与核心，目前针对这部分研究还未露端倪。

·生命软硬件整体是一个开放的、自适应、自平衡、自修复、动态发展系统。这种开放性、自适应、自平衡、自修复、动态发展性特征主要体现在生命软件部分，硬件是软件的延展。

·慢病是由生命异常软件程序（异常心理自主神经功能模式，APARM）历经一定时间编构出来的。

大脑硬件与大脑软件是完全不同的内涵

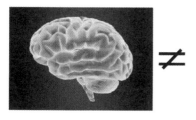 ≠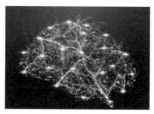

1000亿个神经元，每个神经元有
1000多个突触

每一个神经元通过动作电位在跟下游
的1000多个神经元发生信息交互

**大脑网络是由类似的神经细胞跟神经突触连接形成，有些网络异常产生这种慢病
另一些网络异常产生其他慢病。单一靶点诊断思维不适用心理与大脑功能性疾病**

图 89　大脑硬件与软件是完全不同的内涵，大脑有 1000 亿
个神经元，每个神经元通过 1000 多个突触与其他神经元联络
形成神经网络，而在神经元之间是通过动作电位与其他神经元
进行沟通，每个神经元的放电模式不同、编码模式不同、
信息处理方式不同，形成不同的脑电网络矩阵

　　生命各器官也是硬件（结构）与软件（功能）的统
一体，没有器官硬件结构，软件就无法运行，器官就没
有功能；有了器官硬件结构，软件功能还有不同状态、
不同分级。例如，大脑硬件就是我们日常所见的大脑结
构，但大脑功能体现在神经细胞轴突与树突中运行的动
作电位能量信息中，这个能量信息中包含着生命心理内
涵。人脑拥有 1000 亿个神经元，每个神经元通过 1000
多个突触与其他神经元联系，神经元通过动作电位跟其
下游神经元发生能量信息交流，形成复杂的网络功能单
元，每个神经元的放电模式不同，编码模式不同，信息

处理方式不同，动作电位的频率、幅度与内涵不同，形成不同的大脑功能，产生不同的认知、情绪、意志。临床生物医学对大脑的研究，目前多限于硬件部分，较少涉及大脑软件部分，而生物医学精准性研究思维可能不太适用于脑功能与心理学研究。

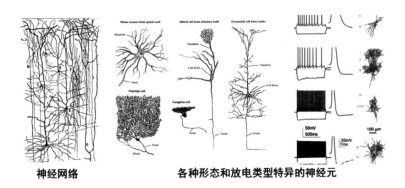

神经网络　　　　各种形态和放电类型特异的神经元

图90　大脑有1000亿个神经元，每个神经元的放电模式不同，编码模式不同，信息处理方式也不一样，包含的心理内涵不同

生命态DNA也是硬件与软件的统一体。蝴蝶标本与活蝴蝶外观一致，大体解剖一样，如果取样进行生物医学测序，测得的DNA序列也相同。但一个是"活"DNA，一个是"死"DNA，两者有本质不同。这涉及DNA微观能量信息运行系统的不同状态，目前生物医学研究尚未探及这方面的内容，还无法"解释"这方面的现象。

碱基序列是DNA硬件构成，DNA是一个能量信息运行系统，具有持续内在的能量信息流，就像电脑的硬件与软件一样。DNA软件部分蕴含着启动生命编构与终止

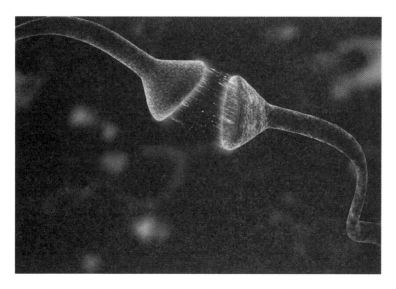

图 91　神经细胞间的沟通与联系皆通过突触与动作电位实现

生命过程的双相信息程序，蕴藏着维持生命健康与让生命罹患慢病的双重信息内涵。

生命是一个心身能的整体，没有能量的生命体，不能称为生命，没有心理的生命体，同样不能称为生命，没有软件整合的局部结构之和不等于生命整体，软件才是生命之本。医学不能试图用硬件研究代替软件研究，临床不能用硬件治疗代替软件治疗。临床生物医学主要是硬件医学，慢病时代除了硬件医学，更需要软件医学。

三、生命"显态"与"潜态"的双态表达性

DNA 是复杂的阴阳双链能量信息运行系统，具有自己独特的调控机制。千差万别的人类个体特征主要来源于千变万化的表观基因表达，生命是 DNA "显态"基因

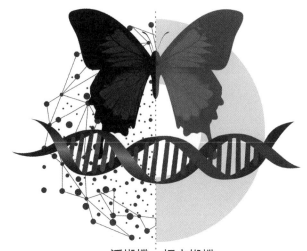

活蝴蝶 ┊ 标本蝴蝶

测序 活DNA＝死DNA

区别是什么？

图 92 死蝴蝶与活蝴蝶外观一致、取样测得的 DNA 序列一样，
但一个是"活的"DNA，一个是"死的"DNA

与"潜态"基因双态表达产物。

DNA 是三维以上复杂的、多层次的动态能量信息构象体（不是传统概念上简单的线性编码结构），对外界不同形式的能量信息具有反应性。越来越多的研究证实，DNA 中只有很小一部分基因负责编码蛋白质，其余基因序列功能负责 DNA 状态调控（类似于 DNA 大脑），比如通过产生 RNA 以及一些未知因子负责管理与调节基因活动。

DNA 包含 A＋X 两类遗传信息，A 是传统意义上的遗传信息，即 DNA 序列所显示的遗传信息，X 是表观遗传信息。表观遗传是指在 DNA 序列没有发生改变的情况下，基因功能发生了可以遗传的变化，并最终导致了表型的变化，表观遗传学变化就像树枝开花，它不符合孟德尔遗传规律，生命状态是 A + X 的综合表达。

**A态决定了DNA表观基因型的动态变化性
犹如DNA开花**

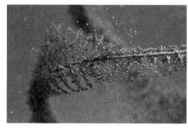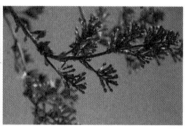

心理在DNA层面上是结构化、模式化的能量信息体

图 93　表观基因动态激活与关闭变化就像树木开花

大量表观基因与表观遗传研究显示环境以及生命宏观因素（心理因素等）对 DNA 表观表达具有巨大影响。

每个人的基因只有一套，但基因上所修饰的、依附的、被黏附在上面的分子千变万化，研究发现一个基因上面的表观修饰可达成百上千种（就像基因开花），这个数量仍在持续不断增加，表观基因决定着一个人的头发、面貌、骨骼特征、肝脏特征等。同一套 DNA，可以拥有不同的表现型，犹如树的枝叶，有"健康"与"不健康"之分，有"好"与"不好"、"善"与"恶"之别，慢病发生发展最根本也是 DNA 表观型异常变化与累积的结果。

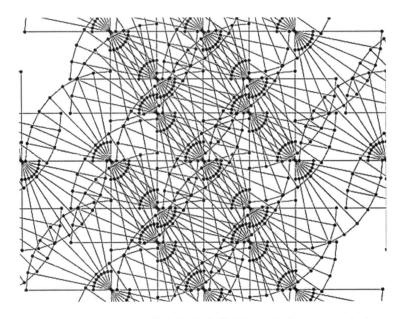

图94　DNA之间形成个体生命能量场，这个宏DNA生态
场又对每一个细胞DNA场与构象产生一定的基础性、
能级性的作用

四、生命"无意识"与"显意识"双态控制

我们每一个人，都来源于一个受精卵，受精卵一分二、二分四、四分八，指数增长，形成囊胚，开始分化，遵循新的分化增值模式，逐渐成形。十月怀胎，一朝分娩，来到这个世界。这个过程主要是由DNA控制而非大脑控制。人在出生入世以后，看似大脑与神经系统越来越多地控制生命活动，而且自主神经系统也开始对脏器功能进行动态平衡调控，事实上DNA仍在幕后控制着生命的每一个过程（即生命的"无意识"控制、DNA大

脑），或者说生命的每一个过程和每一种状态（健康、亚健康、疾病状态）都必须经由 DNA 通过细胞进行"表达"才能最终实现。

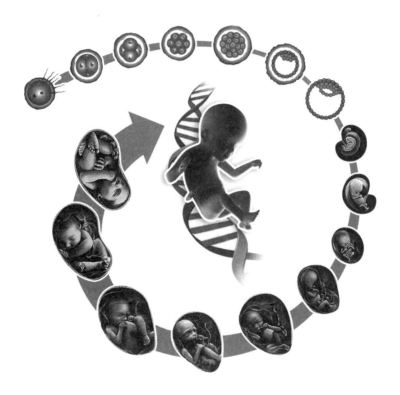

图 95 人由 DNA 与大脑双相控制

出生以后的生命各个系统功能并不由大脑皮层意志直接控制。生命内脏系统是由自主神经系统交感与迷走神经双相调控（自主性控制即潜意识控制）并保持动态平衡，自主神经系统不受大脑皮层意识直接控制，大脑皮层需要介由大脑边缘系统才能影响自主神经系统功能，这里有一个极其复杂的网络矩阵式耦合结构需要脑科学进一步研究。例如，窦房结细胞的动作电位是自发生成并按照一定节律释放传导的，心跳节律是由自主神经交感与迷走双相调控，不受个人意志控制。不是想跳就跳，不想跳就不跳。心跳不受一个人的意志控制，不是一个人想快就快、想慢就慢，而是自主性控制的，即在自主神经双相调节下保持的一种动态平衡，正如不是一个人想来到这个世界就会来到这个世界（人不能选择控制自己的出生），也不因一个人不想离开这个世界就会永远不死（人不能永生不死）。心率受心理情绪影响，意识只有通过心理情绪改变才能影响心率。胎儿的心跳从孕10周以前开始，胎心在孕10周可以通过仪器测出来，那时大脑才刚进入快速发育期，每分钟有25万个神经细胞生成，直到22周后胎儿大脑神经系统才基本构建成型。窦房结细胞的电信号生成与动作电位沿传导束传导，早于大脑发育，并对大脑神经发育成熟具有激发与促进作用，出生后人的心跳节律又受到自主神经（ANS）交感与迷走双相调控，大脑皮层即显意识只能够通过调节自主神经功能矩阵（ANS Matrix）来影响心跳，而不能直接掌控心跳。

第二节　慢病双态模型

一、慢病临床分化态与未分化态双态叠加性

慢病发生发展是在个体生命异常的心理自主神经反应模式（APARM）背景下从一种心理自主神经紊乱的慢病未分化状态（Undifferentiated State of Non-disease Psycho-Autonomic Disorder）到临床专科慢病分化状态（Differentiated State of Clinical Departmental Disease）多阶段潜隐渐进发展的过程（Underlying Subconscious Autonomic Multistep Process）。慢病未分化状态常常表现为一种以心理亚健康、心理问题、亚健康与中医心身能体质（Psychosomatic Energy Predisposition）变化为主要表现的自主神经功能紊乱或障碍（AND）状态，即尚未达到专科慢病临床诊断标准（Clinical Diagnostic Criteria），尚不能确诊为临床慢病的一种欲病未病状态，即异常心理自主神经状态（Abnormal Psychological Autonomic State，APAS即A态）、一种亚健康状态；慢病分化状态即临床疾病状态（Clinical Disease State，CDS，即C态）是指已经达到慢病临床诊断标准，可以确诊为各种临床专科慢病的临床生物医学慢病分化状态。

慢病未分化状态（A态）最终会发展为不同专科系

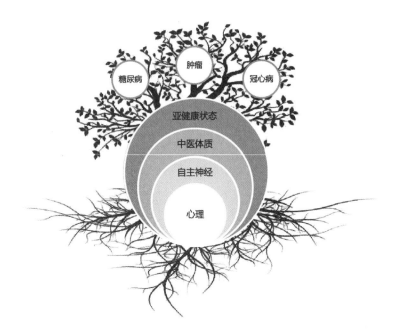

图 96 慢病是在异常心理自主神经模式下历经中医体质
异常与亚健康状态阶段发展而来

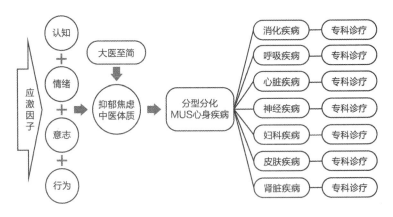

图97 慢病未分化状态（A 态）最终会发展为不同专科系统与
不同器官组织的临床慢病（C 态）

统与不同器官组织的临床慢病（C 态），慢病未分化态是慢病分化态的前提与基础，没有慢病未分化态的发生就不会有慢病分化态的发展，临床可以只有慢病未分化态（欲病未病态或亚健康状态）而没有慢病分化态，不存在只有临床慢病分化态（C 态）而没有未分化态（A 态）的现象，慢病分化态背后必有慢病未分化态，所以临床慢病皆为未分化态与分化态双态叠加状态（A + C 态），例如糖尿病、冠心病、脑卒中、高血压、肿瘤等，慢病未分化态（A 态）具有不同于临床慢病分化态独特的共性规律、共性特点以及诊疗内涵，慢病未分化态（A 态）的本质是一组可以进行中体体质分型的心理自主神经功能紊乱或障碍（PAND）。

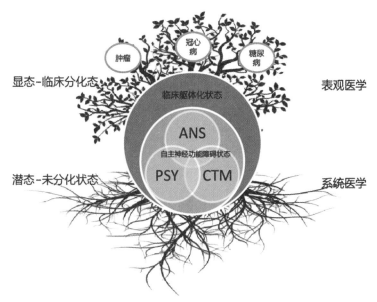

图 98 慢病分化态与未分化态叠加态

二、慢病硬件与软件的双态合一性

慢病状态同样也是硬件与软件两态统一体，二者互生互进，沿着慢病病程与演化路径递进发展，临床生物医学方法检查发现的临床阳性结果大多是慢病硬件状态，即慢病软件的表观呈现，而不是慢病软件部分（即心理状态、自主神经功能状态、中医体质状态等），慢病软件部分就是隐藏在慢病临床病理生理学、临床病理形态学变化背后的个体生命异常心理自主神经反应模式（APARM），慢病是在个体生命 APARM 基础上持续编构、潜隐发展的结果，从电能量事件到分子能量事件、从小分子事件到大分子事件、从慢病潜态到慢病显态，最终完成从慢病软件到慢病硬件表观呈现的转化过程。

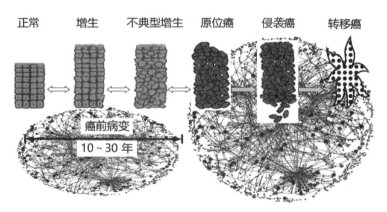

图99　慢病是在个体生命异常心理应激自主神经反应模式
（APARM）基础上持续编构、潜隐发展的结果

个体生命软件系统主要由大脑边缘心理系统、自主神经系统、内分泌系统功能组成，并最终对 DNA 调控与

细胞行为产生影响。心理与生理是生命现象的两个层面与两个侧面，呈耦合状态不可分割，具有镜像关系，自主神经系统与内分泌系统是心理的生理表达系统、内行为系统，任何生理的背后必有心理，任何心理变化必有生理对应。生命是一个在心理自主神经反应模式（PARM）背景下通过心身能量形态转化持续编构的过程（Autonomic Psychosomatic Construction Process），PARM 影响 DNA 表观基因型的动态变化，犹如开枝散叶。PARM 调控 DNA 表达是健康还是不健康，PARM 对细胞功能调节呈现多重状态。慢病发生发展是一个个体生命在异常心理自主神经反应模式（APARM）下靶器官、组织、细胞通过心身能量形态转化持续编构的过程，任何慢病硬件（显态、临床态、C 态）背后都有软件（潜态、自主态、A 态），慢病是硬件与软件的双态合一体（A + C 态）。一名患者可以同时患有不同临床慢病形态（即不同的 C 态），比如同时患有高血压、糖尿病、冠心病等，但却只能有一个 A 态，即一个人只能有一种 A 态，不可能同时具有多个 A 态，所以 A 态诊疗对慢病防治具有十分重要意义。

三、慢病显态与潜态的双态一体性

临床生物医学诊断技术确诊的慢病形态，如糖尿病、冠心病、高血压、专科肿瘤等，一般指的是浮出水面显露出来的冰山部分（临床显态），而慢病水面下的冰山部分（慢病潜态）主要是指一系列心理自主神经系统功能异常状态，这个异常也可以呈现为中医体质异常。临床生物医学视野下任何慢病局部改变、局部病变（显态和 C 态）都是在生命心理自主神经异常变化（潜态和 A 态）背景下的局部表观表现，慢病是显态（C 态：Clinical Manifest State）与潜态（A 态：Autonomic Psychological States）的双态统一体，显态是在潜态基础上慢慢生长出水面的表观异常部分，潜态主要是指以自主神经功能异常（Abnormal Autonomic States）为核心，以心理异常（Abnormal Psychological States）与中医体质异常（Abnormal Predisposition States of Chinese Traditional Medicine）为表观呈现的生命心身能整体系统异常状态（Abnormal Macro Systemic State）或异常心理自主神经反应模式（APARM），显态（C 态）是慢病之标，潜态（A 态）是慢病之本，任何慢病都是 A + C 双态统一体，没有独立存在的 C 态，C 态背后必有 A 态。临床生物医学是慢病显态医学、表观医学，而非潜态医学、系统医学，临床上仅仅治疗显态往往难以治愈慢病，潜态治疗需要 3D 医学理论与技术支撑。

慢病 C 态与 A 态是相互叠加存在的。在一个个体生命身上出现的多种慢病形式，通常是由一种 A 态演化产生而来的不同专科临床 C 态类型，而不是每个 C 态背后存在各自不同的 A 态，所以，不论一名患者罹患多少种专科慢病 C 态表现，多少专科病症，我们只要确定了一

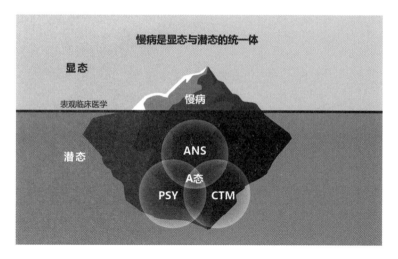

图 100　慢病是显态与潜态的统一体

种 A 态模式，主要针对这一种 A 态进行治疗，就可以同时治疗多种慢病状态、多个临床症状，做到异病同治、异症同治，实现大医至简。减少患者就诊环节、降低患者经济负担、提升慢病防治效果。

1. 慢病 A + C 双态诊疗病例分析一

男性患者，49 岁，间断大便不成形 2 年，加重 1 个月，睡眠欠佳，没有明显腹痛症状。2018 年 9 月 5 日结肠镜检查发现结肠多发息肉、多发憩室。胃镜检查结果：反流性食管炎 Grade A 级，胃底息肉，慢性萎缩性胃炎，糜烂性十二指肠炎。

A 态评估：阳虚与气郁体质、轻度抑郁焦虑状态。

治疗目标：疏肝理气、温阳燥湿；抗抑郁抗焦虑。

西药：黛力新每日 1 片，连续服用 10 天。

中药组方：附子、干姜、白术、吴茱萸、黄芪、升

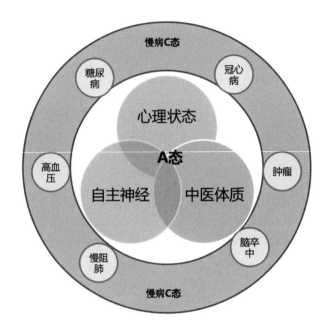

图 101　个体生命即使发生多个慢病 C 态，其背后必然是
一种 A 态变化。A 态诊疗是慢病诊疗的核心与基础

麻、柴胡、香橼、苍术、香附、补骨脂、巴戟天、八月
札、桂枝、紫苏、麻黄、丁香、五味子。

治疗 3 个月，患者症状消失。复查结肠镜：所见结
肠黏膜未见异常。复查胃镜结果：浅表性胃炎伴糜烂。

该患者检查出的不同临床 C 态虽然都是消化系统疾
病，但治疗方法各不相同，如果按照西医临床生物医学
方法进行治疗，需要反流性食管炎药物、萎缩性胃炎药
物、胃部息肉与结肠息肉镜下电切等。而 A 态治疗仅用
一组中药即可同时达到多重效果（心理学效应；自主神
经平衡效应；中医温阳燥湿、疏肝理气、阴阳平衡），同

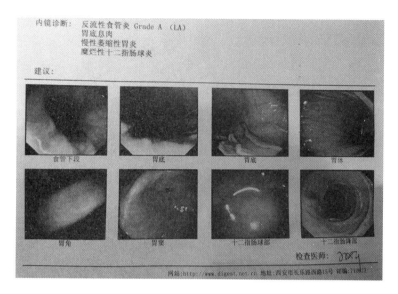

图 102　胃镜检查结果：反流性食管炎 A 级，

胃底息肉，慢性萎缩性胃炎，糜烂性十二指肠炎

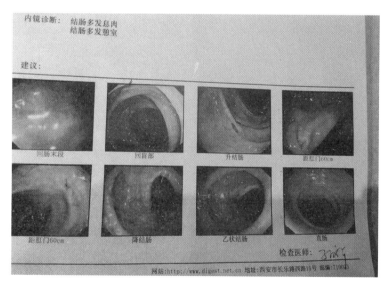

图 103　结肠镜检查结果：结肠多发息肉、多发憩室

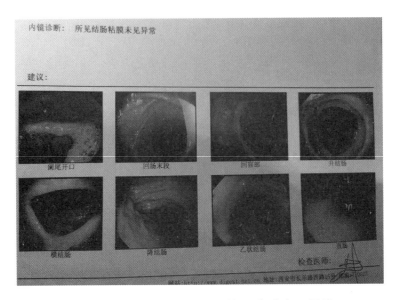

图 104　复查结肠镜：所见结肠黏膜未见异常

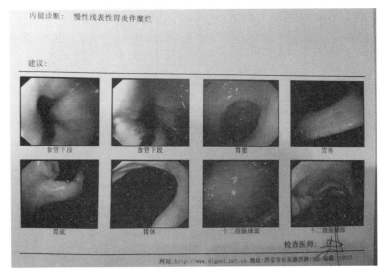

图 105　复查胃镜结果：浅表性胃炎伴糜烂

时治疗多个临床 C 态。

　　该病例进一步提示很多临床慢病仍然处于可逆状态，

A 态治疗是慢病防治的未来方向。

2. 慢病 A + C 双态诊疗病例分析二

女性患者，61 岁，发作性晕厥 46 年，失眠 21 年，间断性指关节疼痛 17 年，间断性上腹痛 5 年，出现下腹痛 6 个月。15 岁在学校上体育课，突然晕倒在地，失去知觉，大约 30 分钟后苏醒，没有抽搐、口吐白沫等，之后大约每 1~2 年发作一次，每次在半小时左右，在多家医院就诊，没有特殊方法与效果。21 年前开始出现失眠症状，间断服用安定，效果不明显。17 年前开始出现手指关节疼痛，伴关节红肿，冬天加重，诊断为类风湿关节炎，给予相应治疗，效果不明显，逐渐出现指关节变形。近 5 年出现上腹部痛，食欲不佳，行胃镜检查诊断为疣状胃炎，在多家医院按胃炎治疗，病情时好时坏，近 6 个月出现下腹阵发性绞痛，大便不成形，诊断为"肠易激综合征（IBS）"，治疗效果不明显，并逐渐加重。

该患者病症涉及神经内科、免疫科、消化科，已经就诊 5 家医院的不同科室、不同医生。本次因下腹痛难忍再来就诊。该患者在不同科室有不同的诊断，面对不同医生有不同的治疗，效果都不理想。按照慢病双态模型，这个患者虽有不同的 C 态病症，但只有一个 A 态，经心理检测与中医评估，该患者 A 态心理自主神经障碍类型属于抑郁焦虑以抑郁为主、阳虚阴虚并存以阳虚为主，给予黛力新与中药处方（附子 3g，白术 10g，干姜

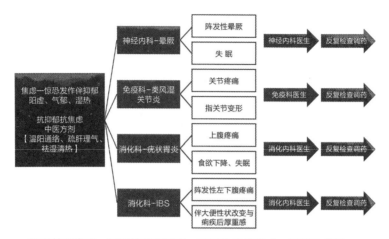

不同的医学观、不同的医疗路径、不同的诊疗模式、不同的效果

图 106   通过不同科室疾病分化形态，确定并治疗疾病

未分化状态，是治愈疾病的关键

6g，红参 20g，熟地黄 10g，吴茱萸 10g，益智仁 10g，香橼 10g，香附 10g，仙茅 10g，女贞子 10g，巴戟天 15g，黄精 15g，柴胡 10g，五味子 10g，白芍 10g，桔梗 10g，紫苏子 10g，厚朴 10g，金沸草 10g，三棱 10g）治疗 4 周，患者失眠缓解、下腹痛消失、关节疼痛与上腹不适缓解。

3. 慢病双态诊疗病例分析三

女性患者，29 岁，已婚未育。2014 年 4 月 26 日行卵巢囊肿切除术，出现中重度荨麻疹，西医抗过敏治疗 1 年，逐渐加重，并出现膝关节与手指关节疼痛。IgE 1170mg/L，红细胞测降率 64mm/h，抗 O（＋），ANA（＋），拟诊断自身免疫性疾病。

P 态评估：阴阳两虚，以阳虚为主兼气郁，轻度抑郁、中度焦虑。患者及父母不愿接受临床生物医学治疗方案即继续抗过敏药物治疗联合糖皮质激素或免疫抑制剂治疗。同意接受 A 态治疗方案，具体方案如下。

· 停用抗过敏药。

· PCT 认知训练、PET 情绪训练。

· PEM 冥想治疗。

· 中医处方：附子 6g，干姜 6g，炙甘草 12g，白术 9g，黄芪 15g，当归 15g，柴胡 12g，桂枝 9g，紫苏 6g，枳实 9g，三棱 9g。

· 服用黛力新 2 周。

· 经络深睡眠治疗。

治疗 2 个月后，患者荨麻疹消失，关节疼痛消失，IgE 降至 107mg/L（正常值小于 100mg/L），红细胞沉降率降至 21mm/h，抗 O 转阴。患者痊愈 6 个月，一直未能怀孕，再次求诊，进一步行 A 态评估，调整治疗半年后，正常受孕，10 个月后产下一健康女婴。

四、单纯临床生物医学 C 态诊疗方法难以治愈慢病

生物医学主要是一门关于生命硬件（生命构成：涉及器官、组织、细胞、分子乃至 DNA 等不同层次）知识的医学。一般的生物医学研究，受试者多处于非生命状态，而对生命软件（功能内涵：涉及精神心理学、自主内分泌功能学、生物电磁场生命学、DNA 微观能量信息学等不同层次）研究甚少。临床生物医学即现代西方医

学之于慢病是一种关于慢病硬件即 C 态诊疗的医学服务体系，具有各种慢病临床硬件诊疗规范，很少涉及慢病软件即 A 态诊疗的内涵。当前，生物医学对 DNA 研究也仅仅限于 DNA "硬件" 部分而不是 DNA 软件部分，远远没有探究到 DNA 的微观能量信息部分的生命真谛。

慢病硬件（C 态）与软件（A 态）是完全不同的生命学内涵。硬件是慢病表象，软件是慢病本质，临床生物医学对慢病试图用硬件诊疗代替软件诊疗，自然难以取得满意效果，这是慢病在临床上难以治愈的根本原因。

1. 临床生物医学治标不治本　临床生物医学能够"检查到""看到"的都是慢病靶器官、靶组织局部的生物医学变化，医疗行为也都仅仅是针对慢病局部病变"硬件"的诊疗体系，现代西方医学治疗的是人的病而不是病的人（Holistic Integrative Psychosomatic Human Being），就像园艺工修剪树枝，治的是慢病之标而不是慢病之本，往往难以治愈慢病。尽管临床生物医学技术层出不穷，尽管临床医生如此辛苦，医疗耗费又如此之多，但临床效果却常常不尽人意，而且不断滋生过度医疗行为，增加医疗负担。

2. 临床生物医学让医疗面临困境　临床生物医学是在发现临床疾病、研究临床疾病的基础上不断发展建立起来的疾病诊疗体系。通过制定相应疾病临床诊疗标准与规范，划定"疾病临床边界"，构建"守株待兔"式的医疗服务体系，让医疗行为在"专家共识"框架下

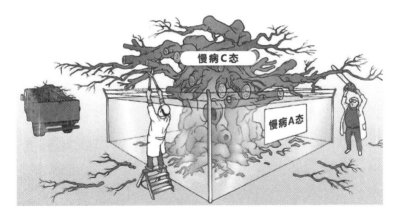

图 107　临床生物医学治标不治本

"安全"运行。临床生物医学是"疾病"医学，形成的是病后诊疗体系，不重视病前预防以及对生命健康本质的探索，忽视慢病发生学研究，忽略慢病发生过程中 A 态分型诊疗以及慢病风险分级、慢病共性规律、亚健康诊疗、慢病防控等研究。在医疗过程中，患者只有达到慢病诊疗标准才能进入临床诊疗路径，否则都将被拒之医疗"门外"进行观察随诊，临床生物医学模式是一种重治疗轻预防、重硬件诊疗轻软件诊疗的医疗模式。

临床生物医学把心身能整体的人（软件与硬件双态一体的人）机械地分解成各种单纯的器官、组织、细胞与分子硬件，丢掉了生命软件部分。临床生物医学将生命按照硬件概念进行分解，导致临床科室不断细化，专科技术不断"精准化"，专科医生知识不断碎片化，失去了生命心身整体性与双态一体性，让患者成了器官、疾病成了症状、医疗成了生物医学检查。临床生物医学检查技术发展远远超前于临床治疗技术，发现了越来越多临床问题，但缺乏相应的治疗手段。

临床生物医学看的是局部的病而不是心身能整体的人，治病不治人，缺乏人文医学精神，过度依赖生物医学检查化验等高新技术，忽视心理社会因素（生命软件因素）在疾病防治与康复中的作用，背离现代医学模式与 WHO 健康新概念精神，导致很多外科医生成了器官医生、手术匠，很多内科医生成了"检查化验"医生与"药师"。专科诊疗服务成了铁路警察各管一段，一名患者被细分的专科切成 N 个不同专科患者。具有多系统症状的复杂慢病患者，需要在不同科室、不同医生之间，甚至不同医院之间就诊，患者不得不服用一大堆不同的专科药物，临床专科医生难以形成系统性诊疗思维，难以达成统一诊疗方案，"头疼医头、脚痛医脚"现象日趋严重。

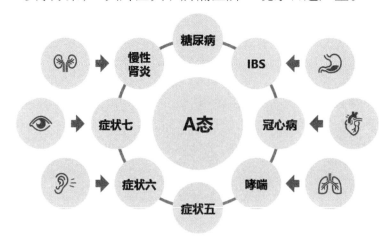

图 108　临床生物医学模式让专科诊疗成了铁路警察，
患者成了器官、疾病成了症状

慢病已成为人类疾病谱的主要组成。临床生物医学诊疗忽视心理问题，不能正确识别与处理心理问题引起的多系统临床难以解释的症状（MUS）、心身疾病等，导致误诊、漏诊现象日益严峻，患者不得不在不同医生之间、不同医院之间反复就诊，造成医疗资源极大浪费。

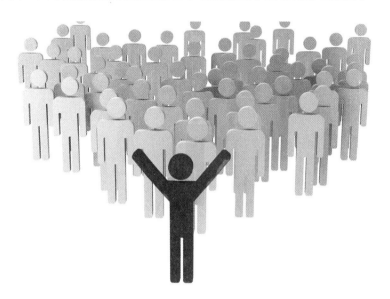

图 109　由于临床生物医学不能治愈慢病，导致门诊一半以上患者转战于各个医院各个科室，看了一个医生，再看下一个医生，看了一个医院，再看下一个医院，一个患者变成了 N 个患者，一个患者又被切成 N 个专科疾病

3. 生物医学研究存在难以逾越的瓶颈　两百年来生物医学对生命的研究不断从宏观向微观深入，发现了大量疾病相关的基因、分子，并且还在不断发现中，这部分研究依然属于硬件层次。几十年来，研究人员对发现的肿瘤基因进行敲除、封堵等处理，肿瘤仍呈现出快速

增长势头，是越来越多而不是越来越少。说明人类进入一个肿瘤多发的历史时空，人类罹患肿瘤有千万条基因之路，我们只封堵其中一条两条，似乎无济于事。基因之上仍有"看不见的"致瘤因素，它就是生物医学看不到而心理学与中医学所揭示的生命宏观现象。

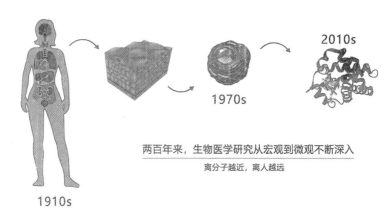

图 110　生物医学研究不断从宏观向微观深入，
离分子越近，离人越远

　　个体生命的全部细胞 DNA 构成一个立体能量信息网络系统，并形成阴阳动态平衡的生命表观基因地图，一个基因的变化往往是一系列基因变化事件与一系列分子事件的结果，不存在独立变化的基因事件，生命微观与宏观之间形成哲学循环、无头无尾，生物医学单项指标性变化往往携带生命宏观心理学内涵。

　　"基因之上"的心理学与中医学宏观生命学致病因素是异常心理自主神经反应模式（APARM），这是生物医学技术"视界"目前看不到的生命内涵，针对这个部分的诊疗技术尚不系统，尚未建立临床规范、路径与方法。

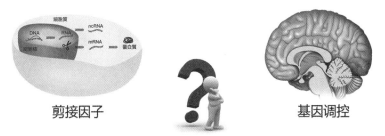

剪接因子　　　　　基因调控

基因之上是什么？

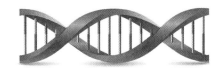

图 111　DNA 之上还有调控机制

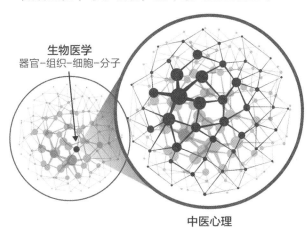

生命"点"与"面""微观与宏观"的哲学思考
微观之和不等于宏观，生命最终是宏观生命

生物医学
器官-组织-细胞-分子

中医心理

一个基因位点的变化受生命心身整体宏观因素（精神心理）的影响

图 112　任何单一分子变化都受到宏观分子网络影响

生命从原子、分子、大分子、DNA、蛋白质、细胞、组织、器官、系统，再到多细胞生命个体，最终形成个体生命的能量信息运行系统，生命是各个层次结构与功能的统一体，但结构不同于功能，局部之和不等于整体。

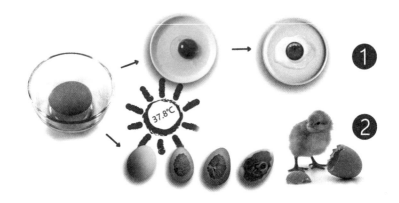

图113　生命本质就是在多细胞构建之上的能量信息运行系统的形成与动态发展过程

同样一个鸡蛋，用100℃水煮熟，就是人类日常早餐食用的鸡蛋，如果将它在37.8℃进行孵化，经过一段时间就会变成一只小鸡，破壳而出，成为一只鲜活的生命体。一边是一只熟鸡蛋，一边是一只小鸡，重量一样，构成元素一样，一个是食物，一个是生命体，一个是单细胞，一个是多细胞生命，一个没有能量信息运行，一个有能量信息运行，二者大相径庭，具有本质差别。生命本质就是在多细胞构建之上的能量信息运行系统的形成与动态发展过程。生物医学研究将生命从宏观不断细分细化到微观分子，试图通过分子来解释疾病现象，试图通过基因与分子来治疗疾病。然而，从分子层面讲，生命是一个阴阳平衡的分子云系统，没有独立存在的单个分子事件，每个分子可影响分子云的阴阳状态，又受分子云阴阳状态的整体影响，无头无尾，保持动态平衡。任何单点分子变化，都受到生命整体"分子云"阴阳两方面的调节。研究发现一个单点分子变化可能只是疾病的一个关联指标，不一定存在"因果必然"关系，不一定具有治疗功效。如果生命宏观"意识"想得病（Pre-morbid Matrix，欲病状态），它可以有千条路径，仅仅封堵其中一条路径，并不能最终解决问题。生物医学研究具有其自身难以突破的瓶颈，需要与心理学、中医学整合，才可能找到正确方向。

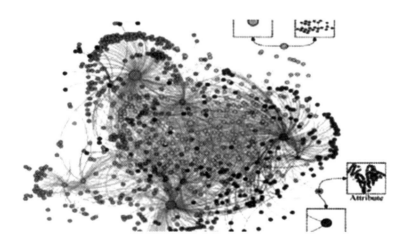

图 114　如果生命宏观"意识"想得病（Pre-morbid Matrix，欲病状态），它可以有千条路径，我们只堵住其中一条路径，并不能最终解决问题

第三节 慢病 A 态 3D 医学分析

医学不仅仅是疾病硬件（C 态）诊疗的科学，更应是生命软件（A 态）诊疗的科学，慢病 A 态诊疗需要新医学技术体系。临床生物医学只是 C 态医学、而不是 A 态医学，常常因过度追求科学性而失去其医学性；生命是多维生命，没有生物医学不行，只有生物医学也不行，医学需要医学整合。

一、A 态本质是个体心理应激与自主神经反应模式

自主神经系统（ANS）是心理的生理表达系统，形成心理自主神经轴系统，心理变化会引起自主神经功能变化，不同生命个体心理自主神经反应模式（PARM）不同，面对环境与社会应激因子（Stressers），产生的自主神经反应与生理效应不同。

慢病 A 态是一种异常心理自主神经反应模式（APARM）。

慢病 A 态具有西医、心理、中医三个医学呈现，可有三种医学表达与诊疗方式，从生物医学角度看是 A 态是自主神经系统功能状态（Autonomic Nervous Function Matrix），从心理学视野看 A 态属于生命心理应激模式与状态（Psychological Response Model and States）、从中医

看 A 态可以归类为不同中医心身能整体状态（Chinese Medicine Predisposition）即不同的圆运动状态，正常情况下圆运动呈现阴阳平衡，升降沉浮正常，表现为心理状态、中医体质以及自主神经功能正常，一旦出现生命圆运动失常、阴阳失衡，就会出现心理不平衡、自主神经失衡、中医体质异常，进而启动慢病网络病因链，进入慢病编构程序。临床生物医学（现代西方医学）的自主神经功能失衡、紊乱与障碍具有心理学内涵，并可进行中医体质分型。自主神经功能、心理应激与状态、中医体质是 A 态的三个医学内涵，互为补充、三位一体。

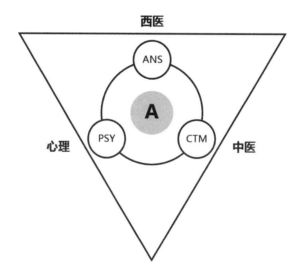

图 115　自主神经功能（ANS）、心理状态（PSY）、
中医体质（CTM）是 A 态的三个界面

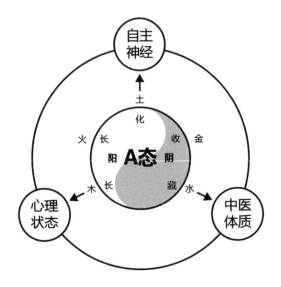

图 116　A 态是生命圆运动状态，正常情况下圆运动呈现阴阳平衡，升降沉浮正常，表现为心理状态、中医体质以及自主神经功能正常，一旦出现生命圆运动失常、阴阳失衡，就会出现心理不平衡、自主神经失衡、中医体质异常，进而启动慢病网络病因链，进入慢病编构程序

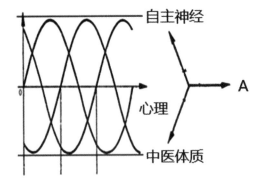

图 117　A 态包括自主神经功能、心理应激状态、中医体质三层内涵

二、慢病 A 态诊疗的内涵

从生命本质意义讲，广义心理内涵、广义中医内涵、广义自主神经内涵，三者具有内在统一性与一致性，并共同阐释生命的内在运行状态 A 态。

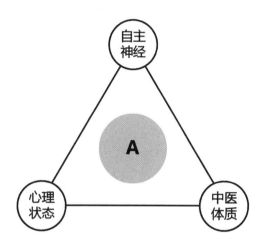

图 118　A 态是自主神经、心理与中医体质的融合整体，
呈现你中有我、我中有你，彼此不分

慢病 A 态的核心环节是心理自主神经功能紊乱或障碍（PAND），心理自主神经功能紊乱的表观呈现形式是心理变化与中医体质变化，三者互为因果、相互影响、相互促进。

慢病 A 态诊疗的内涵是自主神经功能、心理状态、中医体质三位一体整体整合诊疗（Holistic Integrative Diagnosis and Treatment，HIDT），具体分三个层次，并相互对应。

·慢病 A 态首先是一种自主神经功能紊乱或障碍（AND）状态，可根据临床生物医学相关技术进行自主神经功能诊疗，生物医学自主神经功能检测技术主要有心率变异性分析（HRV），其他检查方法还有眼心反射、卧立试验、竖毛反射、组胺试验、体位变换试验等；生物医学自主神经治疗技术有生物电磁技术、全息系统医学治疗技术及运动医学技术等。

·其次，慢病 A 态代表心理应激反应与状态异常，主要有抑郁、焦虑等，需要结合心理学相关诊疗技术，进一步分析自主神经功能障碍的心理学内涵与特征，心理干预与治疗是重要的自主神经治疗手段。

·慢病 A 态还代表中医心身能整体异常，检查方法有中医体质评估，可将自主神经功能障碍进行阳虚、阴虚、气郁、血瘀、痰湿、湿热、过敏等中医分型，进而开展中医自主神经功能调整与治疗；还有中医经络功能学检测技术，并通过中医经络技术进行自主神经平衡治疗。

三、慢病 A 态诊疗的意义与临床价值

相对于越来越多、越来越纷繁复杂的临床慢病 C 态形式，分析与治疗慢病 A 态具有重要的现实意义与重大临床价值，尤其面对一个罹患多种慢病的患者，只需诊断一个 A 态、只要针对一种 A 态治疗，即可一举多得，比西医分科下需要针对不同慢病 C 态进行分科治疗要简

单易行而且有效。

对于不同的个体，由于个体之间的心身能异体性、异质性与异现性，相同的 A 态，也可以呈现出不同的慢病 C 态，其病症表现与发展结果也不尽相同。研究慢病发生发展的 A 态共性规律是实现慢病标本兼治、防治结合的必由之路。

以皮肤病为例，A 态诊疗对慢性皮肤病防治有十分重要的意义，由于在胚胎发育上，皮肤与神经系统"同源"，所以心理因素可波及皮肤，皮肤是一种心理器官，心理问题可引发多种慢性或难治性皮肤病。紧张、焦虑等情绪可引起机体自主神经应激反应、进而发生内分泌功能失调，促进血管壁或组织细胞释放缓激肽、组胺等介质，后者作用于靶组织引起一系列反应，如皮肤血管收缩、扩张，汗腺、皮脂腺分泌，立毛肌收缩甚至刺激角质形成和细胞增殖等，诱发或加重皮肤病。单纯西医药物与外用"抹药"，尤其是糖皮质激素治疗，是治标不治本，这是导致慢性皮肤病"野火烧不尽，春风吹又生"迁延不愈的根本原因。"不是过敏因子让你过敏，而是你对过敏因子的反应模式让你过敏"，所以，不同类型的皮肤病只是个体生命 A 态系统变化下的局部病理形态表现，因此，对皮肤病给予 A 态诊疗是关键。

由于临床生物医学关于自主神经平衡治疗方法相对欠缺甚至匮乏，慢病 A 态治疗的核心就是通过心理学与中医学治疗方法，来治疗自主神经功能失衡，最终实现

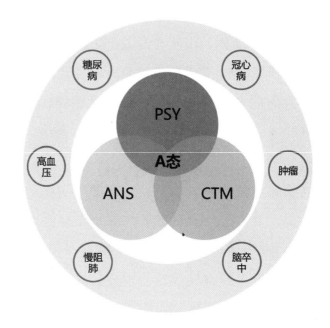

图 119　一名患者可能同时患有糖尿病、冠心病、脑梗死等不同 C 态疾病，但只要正确评估 A 态，针对 A 态制定治疗方案，就可以达到同时治疗不同 C 态的效果，而不再需要一个科室一个科室就诊，不需要分科论治，不需要看了一个医生，再看下一个医生

自主神经平衡，达到治病防病效果。抗抑郁抗焦虑、冥想治疗、中医阴阳平衡治疗等都是自主神经功能平衡治疗的重要手段。

1. A 态诊疗病例分析一

女性患者，28 岁，职业女性，2018 年 5 月 17 日上午出现持续性上腹痛，疼痛难忍，伴反酸、恶心、全身酸痛，坐卧不安，在附近医院消化科就诊，按照急性胃炎，给予普瑞博思（西沙必利）、奥克、果胶铋、阿莫西林四联药物治疗，未见效果，症状持续加重，脸色苍白，18 日进行 P 态评估，患者属于中度阳虚体质、轻度抑郁状态，当时正值阴雨天气，饮食寒湿，淋浴受凉寒凝，导致自主神经功能紊乱，给予红糖姜水口服至微汗，20分钟后症状全消。

中医汗法是平衡自主神经功能快速有效的方法，对于一个疾病、一个症状，A 态诊疗与临床生物医学诊疗完全不同，不同的视界、不同的角度、不同的措施，效果截然不同。

2. A 态诊疗病例分析二

男性患者，51 岁，某中学副校长。发热 38℃ ~ 39℃，午后加重，无咳嗽、咳痰等不适症状，在北方某省两家知名三甲医院住院检查无重大发现，以发热待查，经抗生素治疗 1 个多月，效果不明显，最后到北京协和医院发热病房，继续以发热待查用抗生素治疗 2 周，无效出院。

A 态评估：中度抑郁伴焦虑，中度自主神经功能紊乱，湿热体质，给予黛力新与中药清热祛湿治疗 1 周后发热消失，自主神经功能得以恢复平衡，患者病症痊愈。

3. A 态诊疗病例分析三

男性患者，61 岁，2015 年 10 月确诊中晚期肺癌，肿瘤科医生建议化疗。

A 态评估：中度抑郁焦虑，阳虚、血瘀体质，自主神经功能中度障碍。经与家属研究决定不予化疗，给予抗抑郁抗焦虑药物＋中药扶阳润肺活血治疗。截止本书定稿之日，3年来肺部病变未见明显增长，生活饮食正常，经常旅游，精神感觉良好，患者处于长期带瘤生存状态。

第四节　慢病 C＋A 双态诊疗规范

一、慢病 C＋A 双态诊断

1. 慢病 C 态诊断　遵循临床生物医学疾病诊断方法与诊断标准，C 态慢病名称严格遵守临床疾病分类，如 2 型糖尿病、原发性高血压、冠心病、肠易激综合征（IBS）、十二指肠溃疡、乳腺癌等。

2. 慢病 A 态诊断　不同于 C 态诊断方法，需要相应的自主神经、心理学、中医学联合检测手段，并进行综合评估，形成整体整合医学诊断（HIMD）。

3. 临床慢病 A 态的 APC 分型分级　A 代表自主神经紊乱分级；P 代表心理状态分级；C 代表中医偏颇体质分级

4. 慢病双态诊断案例——以原发性高血压为例　原发性高血压 HIMD 诊断格式：

①慢病状态

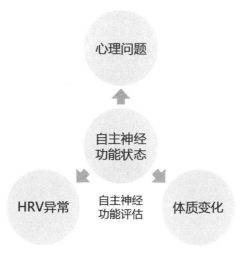

图 120　三位一体的 A 态评估技术

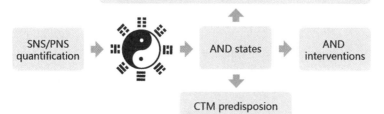

图 121　A 态评估本质与核心是自主神经功能矩阵评估

②原发性高血压 Ⅱ 期（慢病 C 态）

③中度自主神经功能障碍（自主医学）

④中度焦虑（心理学状态）

⑤湿热体质（中医学状态）

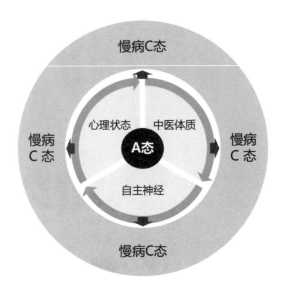

图 122　慢病双态诊断结构示意图

二、慢病 C + A 双态治疗

1. 慢病 C 态治疗　慢病 C 态临床生物医学治疗方案可遵照相应的临床生物医学治疗规范与共识。

2. 慢病 A 态治疗　慢病 A 态治疗也不同于西医治疗技术，而是自主神经治疗技术（Autonomic Treatment Approach，ATA）、心理学治疗技术以及中医心身能整体治疗技术的综合与整合（Holistic Integrative Medical Treatment，HIMT）。A 态治疗的核心目标是通过心理学、中医学与系统医学方法实现自主神经功能平衡。

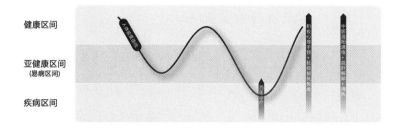

图 123　A 态治疗也是一种能量治疗技术

3. 慢病双态治疗案例——以原发性高血压为例　原发性高血压 HIMT 治疗方案：

（1）高血压药物治疗：硝苯地平控释片、中药降压处方等。

（2）抗焦虑药物：黛力新等。

（3）六清胶囊：中医清湿热处方。

（4）深睡眠治疗：中医经络自主神经心身平衡治疗系统。

（5）PEM 冥想与情绪治疗。

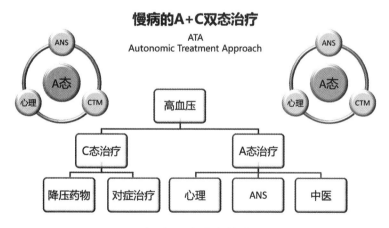

图 124　慢病双态治疗结构示意图

三、A 态评估与诊断技术

1. A 态评估内涵 A 态评估包括自主神经评估、心理评估、中医体质评估，可统称为心理自主神经系统医学（Psycho-Autonomic Systematic Medicine，PASM）评估，也可简称为心理自主神经功能状态评估（Psycho-Autonomic Nervous Analysis，PANA）。

2. A 态评估技术 PEM-PANA 心身整体诊疗系统包括：

- 心理测评量表（PEM）
- 心率变异分析（HRV）
- 中医体质测评量表（CTM）
- 脑电检测（EEG）
- 经络检测（MCC）

3. A 态评估报告 PANA 报告包括慢病状态、2 型糖尿病、中度 AND、焦虑湿热型。

四、多发慢病状态的 A 态诊疗意义

一名患者如果罹患两种以上不同的慢病，或不同的病症，医生可以仅仅进行 A 态评估与 A 态治疗，在不存在临床生物医学 C 态风险事件或危机事件的情况下，可以不需要针对不同的 C 态进行不同的临床生物医学治疗。

五、脑卒中 A 态诊疗意义

"脑卒中"（cerebral stroke）又称"中风""脑血管

意外"（Cerebral Vascular Accident，CVA），是一种急性
脑血管疾病，是由于脑部血管突然破裂或因血管阻塞导
致血液不能流入大脑而引起脑组织损伤的一组疾病，包
括缺血性和出血性卒中。缺血性卒中的发病率高于出血
性卒中，占脑卒中总数的 60% ~ 70% 。颈内动脉和椎动
脉闭塞和狭窄可引起缺血性脑卒中，年龄多在 40 岁以
上，男性较女性多，严重者可引起死亡。出血性卒中的
死亡率较高。调查显示，脑卒中已成为我国第一位死亡
原因，也是中国成年人残疾的首要原因，脑卒中具有发
病率高、复发率高、致残率高、死亡率高的特点。不同
类型的脑卒中，其治疗方式不同。由于临床生物医学对
脑卒中 C 态一直缺乏有效的治疗手段，目前认为预防是
最好的措施，A 态诊疗是脑卒中预防的基础与核心，由
于两种类型的脑卒中 A 态不同，预防策略大不相同。

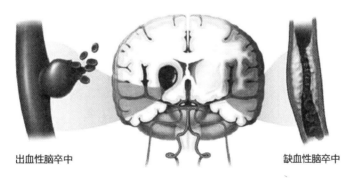

脑卒中
脑血管破裂或狭窄造成脑组织的急性伤害

出血性脑卒中　　　　　　　　　　　　缺血性脑卒中

图 125　脑卒中分出血性脑卒中与缺血性脑卒中两大类

（一）出血性脑卒中

1. 出血性脑卒中 C 态概念 是由于脑部血管突然破裂导致血液不能流入大脑而引起脑组织损伤的一组疾病。脑卒中的最常见症状为一侧脸部、手臂或腿部突然感到无力，猝然昏仆、不省人事。其他症状包括突然出现的一侧脸部、手臂或腿麻木，或突然发生口眼歪斜、半身不遂，神志昏迷、说话或理解困难，单眼或双眼视物困难，行路困难、眩晕、失去平衡或协调能力，无原因的严重头痛、昏厥等。

出血性脑卒中 C 态的诊断主要依靠临床症状、神经学检查、计算机断层扫描或磁共振、多普勒超声和造影等。

2. 出血性脑卒中 A 态分析 ①阳虚阴虚并存，阴虚较重，阳处于相对亢盛状态；②气滞、气逆；③抑郁焦虑并重，焦虑较重；④自主神经功能紊乱 - 迷走神经功能低下，导致交感神经功能亢盛。

3. 出血性脑卒中的十大危险因素 ①高血压；②糖尿病；③压力；④焦虑；⑤便秘；⑥中医阴虚阳亢；⑦吸烟；⑧肥胖；⑨饮酒；⑩失眠。

（二）缺血性脑卒中

1. 缺血性脑卒中 C 态概念 是由于脑部血管血管阻塞导致血液不能流入大脑而引起脑组织损伤的一组疾病，缺血性脑卒中的最常见症状与出血性脑卒中相同，也常表现为一侧脸部、手臂或腿部突然感到无力，猝然昏仆、不省人事。其他症状包括突然出现的一侧脸部、手臂或腿麻木，或突然发生口眼歪斜、半身不遂；神志昏迷、说话或理解困难，单眼或双眼视物困难，行路困难、眩晕、失去平衡或协调能力，无原因的严重头痛、昏厥等。

缺血性脑卒中分为三种类型：

（1）短暂性脑缺血发作（TIA）：颈内动脉缺血表现为突然肢体运动和感觉障碍、失语，单眼短暂失明等，少有意识障碍；椎动脉缺血表现为眩晕、耳鸣、听力障碍、复视、步态不稳和吞咽困难等。症状持续时间短于2小时，可反复发作，甚至一天数次或数十次。可自行缓解，不留后遗症。脑内无明显梗死灶。

（2）可逆性缺血性神经功能障碍（RIND）：与TIA基本相同，但神经功能障碍持续时间超过24小时，有的患者可达数天或数十天，最后逐渐完全恢复。脑部可有小的梗死灶，大部分为可逆性病变。

（3）完全性缺血性卒中（CS）：症状较TIA和RIND严重，不断恶化，常有意识障碍。脑部出现明显的梗死灶。神经功能障碍长期不能恢复，完全性卒中又可分为轻、中、重三型。

缺血性脑卒中C态诊断技术与出血性脑卒中相同；缺血性C态治疗包括溶栓、抗血小板治疗、早期抗凝和神经保护等。

2. 缺血性脑卒中A态分析　①阳虚阴虚并存，阳虚较重；②气郁、血瘀；③抑郁焦虑并存，抑郁较重；

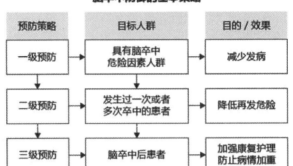

④自主神经功能紊乱–交感与迷走神经功能下降，交感功能降低程度大于迷走神经功能降低程度，造成迷走神经相对亢盛状态。

3. 缺血性脑卒中的十大危险因素 ①不运动；②糖尿病；③高脂血症；④动脉粥样硬化；⑤房颤；⑥抑郁；⑦中医阳虚、气虚、血瘀；⑧吸烟；⑨肥胖；⑩失眠。

（三）两种脑卒中的特征

两种脑卒中具有相似的 C 态，但 A 态不同，防治策略大不相同。

六、肿瘤 A 态诊疗意义

恶性肿瘤是一个细胞以生命为代价以无限增长为特征的慢性心身系统性疾病，而不仅仅是局部增生性病变。肿瘤是一种"生物、心理、社会"慢性非传染性疾病。

（一）肿瘤 C 态

恶性增生性病变，破坏正常组织、器官功能。

· C 态诊断方法：临床生物医学技术与方法。

· C 态治疗方法：手术、化疗、放疗等。

1. 肿瘤 C 态化疗现状

美国的一项研究发现，15 年来对小细胞肺癌（SCLC）疗效无改善，非小细胞肺癌（NSCLC）5 年总存活率（OS）仅提高 4%（2015 ASCO）。对 NSCLC 最奢侈的化疗方案（Nivo + Ipi 化疗方案，每年 29 万美元）只能延长寿命 3.3 个月，而保守支持方案可以延长寿命 2.7 个月。

美国耶希瓦大学爱因斯坦医学院乔治·卡拉扬尼斯博士团队一项对乳腺癌人/鼠的实验研究结果发现，化疗虽然短期使肿瘤缩小，但可能促进肿瘤扩散，并诱发更具攻击性的肿瘤细胞产生，即化疗甚至可能促进肿瘤扩散，并促进肿瘤进一步恶化。越来越多的临床数据显示，过度化疗并不能明显延长生存期，也不能提高肿瘤患者生活质量，不仅增加医疗开支，并且对患者的健康无益甚至有害。

化疗是肿瘤 C 态治标之法，目前尚并不能治愈肿瘤，但容易诱发过度治疗，最终伤害肿瘤患者，会出现为了治疗肿瘤不惜伤害患者的现象。

（二）肿瘤 A 态

1. A 态分析

①自主神经功能 – 交感迷走功能双下降，交感神经功能下降更显著，造成迷走神经功能相对亢盛；②抑郁焦虑并重，抑郁为主；③阴阳两虚，阴阳失衡，阳虚为

主；④气滞气虚与经络阻滞并存；⑤肾阴阳两虚。

2. A 态诊断方法 APC 评估与诊断：①慢病状态；②肝癌；③重度自主神经功能紊乱；④抑郁焦虑并存，以抑郁为主、重度抑郁；⑤阴虚阳虚并重、以阳虚为主、重度阳虚。

3. A 态治疗方法 肿瘤 A 态治疗是肿瘤治本之法，临床上加强 A 态治疗策略，就可以减少 C 态治疗的强度，就可以谋求带瘤生存的效果，进而在此基础上再寻求实现肿瘤治愈的方法与路径。

4. 肿瘤 C + A 双态治疗策略

· 0 或低剂量化疗：口服化疗药物或不化疗。

· 常规抗抑郁抗焦虑药物治疗：黛力新。

· 中医肿瘤通用方加减：附子 6g，干姜 6g，炙甘草 12g，白术 9g，黄芪 15g，当归 15g，柴胡 12g，桂枝 9g，紫苏 6g，枳实 9g，三棱 9g，光慈姑 15g，天葵子 15g，红参 20g，巴戟天 20g，熟地黄 15g。

· PEM 冥想治疗。

· 经络催眠治疗。

· 中药抗抑郁治疗。

· 心身整体护理：PCT 认知训练与 PET 情绪训练。

七、A 态治疗的具体技术与方法

1. A 态治疗技术不同于临床生物医学治疗技术 A 态治疗技术（Therapeutic Technology of A State）属于宏医

学治疗技术（Therapeutic Technology of Macro Systematic Medicine），具体包含：心理学治疗技术（Psychological Therapeutic Technology，PTT），如积极认知训练（Positive Cognition Training，PCT）冥想（Meditation）治疗、积极情绪训练（Positive Emotion Training，PET）冥想治疗、PEM冥想治疗、抗抑郁抗焦虑药物治疗、情绪调节技术（音乐治疗或吐纳训练等）及药物治疗等；自主神经平衡治疗技术（Autonomic Balancing Technology），如深呼吸与屏息训练、发声训练、中医经络穴位治疗、中药治疗、运动治疗（慢跑或仰卧起坐）等；中医阴阳平衡技术（Balancing Technology of CTM），如汗法、下法、嚏法、圆运动法等。A态治疗技术是心理技术（P）、自主神经平衡技术（A）、中医技术（C）的充分整合（即PAC技术），不是三个部分的简单相加，而是一种融合为一的整体技术，PAC整体技术不同于局部技术之和。PAC技术中的中医技术是圆运动阴阳平衡技术，PAC技术中的心理学治疗技术是广义正能量心理学技术，PAC技术中的自主神经平衡治疗技术方法是全息宏医学技术方法。PAC技术是一种可以调节心理自主神经反应模式（PARM）的系统医学技术，能够有效调节内脏功能状态，治疗内脏功能异常。临床生物医学技术不能调节PARM，难以治疗内脏功能性疾病，无法治愈临床慢病。

深睡眠治疗技术是PAC技术的重要组成部分，深睡眠能够有效纠正与修复心理自主神经反应模式，是慢病治疗的重要手段，深睡眠治疗技术主要由冥想技术与经络平衡技术等组成，通过深睡眠效应，激发个体生命自修复、自平衡潜力，实现慢病防治目的。

2. A 态治疗具体技术与方法举例

（1）抗抑郁抗焦虑：黛力新与中药疏肝解郁药。

（2）冥想训练与治疗（PCT/PEM Technology）。

（3）情绪训练与治疗（PET Technology）。

（4）深睡眠治疗（Deepsleep Technology）。

（5）自主神经平衡治疗（ATA）。

自主神经治疗方法：心理学有冥想，以及情绪宣泄如声法、泪法、音乐治疗等；中医有汗法、下法、嚏法、经络平衡等；生物医学有吐纳屏息法、胃肠道管理、呼吸道管理等。

3. 未来的慢病治疗

未来的慢病治疗需要从单纯临床生物学治疗（Clinical Therapeutic Approach，CTA）模式向 C 态治疗与 A 态治疗（CTA + ATA）双态联合治疗模式转变，实现标本兼治、防治结合。

4. 中医七大情志性疾病的治疗方法　中医有怒症、悲症、恐惧症、惊症、忧症、思症与喜症七大情志病症。怒伤阴，喜伤气，悲伤阳，思伤血，恐伤精。根据七情内伤首先影响气机和易致郁证的特点，治疗情志内伤之始，应以调气为先，理气开郁并结合认知训练为主，才能收到事半功倍的效果。

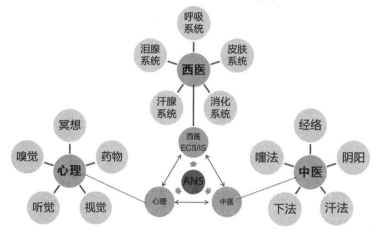

图 126　自主神经功能平衡治疗技术范畴

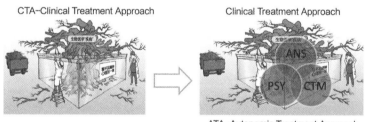

图 127　慢病治疗需要从单纯的临床生物学治疗模式向 C 态
　　　　治疗与 A 态治疗双态联合的治疗模式转变

（1）怒症：因愿望受阻、行为受挫等引发的对抗性负性情绪体验，怒分不同程度与等级，由轻到重依次表现为厌烦、生气、愠怒、狂怒、怒厥。具有发作性、递减性特点，是一种应激性情绪反应。偏执、人际敏感、敌对人格，容易生怒。怒则气上：怒伤肝，发怒容易导致肝气疏泄功能失常、横逆上冲，血随气逆，并走于上，常致眩晕、头痛、呃逆、衄血等。怒的气机搏击向上，用降逆平肝药物引血向下。治宜疏泄行气、降逆安冲、镇肝潜阳，使上壅之气下行，可用镇肝息风汤（牛膝、代赭石、龙骨、牡蛎、龟甲、芍药、天冬、玄参、茵陈、川楝子、麦芽、煨姜、薄荷）之类；也可以疏肝理气为主，用越鞠丸（香附、栀子、川芎、神曲、苍术）；也可以理气解郁、疏泄肝气，用四逆散（柴胡、芍药、枳实、甘草），宜少用柴胡、重用枳实。大怒伤阴，可出现怒气伤阴所致病症：阴虚潮热、五心烦热、自汗等，需要随症加减。

（2）悲症：是对未来没有希望、没有愿望的一种比较持久的消极低落情绪状态。原因有不幸失去亲人，遭遇重大生活事件、情感伤害；连续挫折、失败导致的习得性无助感；所追求的愿望、机会破灭，无可奈何感等。表现为垂头丧气、一蹶不振、精神萎靡、如呆如痴，社会生活减少，工作效能下降，甚至麻木不仁，失去生活希望、勇气、热情与激情。对健康具有巨大的负面作用。悲症气机内结属阴，用相反的阳药开达气机。治宜温阳补气（心气、肺气），疏肝理气。用甘麦大枣汤、逍遥散之类。

"悲则气消"：悲伤肺，过度悲伤，意志消沉，肺气被耗散，垂头丧气，叹息不已，愁眉不展，时涌泪而泣。气消有向下泄滑，宜举之，向外消散宜敛之，致本体脆弱宜坚之。宜用升陷汤（黄芪、柴胡、桔梗、升麻、知母）升补肺气，补中益气汤（黄芪、人参、白术、甘草、陈皮、当归、升麻、柴胡、生姜、大枣）宜气升清，振痿健运。《灵枢·本神篇》指出："心气虚则悲，实则笑不休。"治悲可以补心气。抑郁可用越鞠丸（香附、栀子、川芎、神曲、苍术）。

（3）恐惧症：是遇到"危险"环境、事物所产生的一种害怕不安的情绪体验。具有发作性、递减性特点，是一种应激性情绪反应。内在原因主要是脏腑精气不足。恐惧是一种现在进行时，也可以影响未来。"恐则气下"：恐伤肾，过于恐惧，致肾气不固，气陷于下。恐属虚证，表现为胆小怕事、坐卧不安、缩手缩脚、怕冷泄泻等。治宜升其气，强其胆，固其肾，宜用升陷汤（黄芪、柴胡、桔梗、升麻、知母）升补肺气，补中益气汤（黄芪、人参、白术、甘草、陈皮、当归、升麻、柴胡、生姜、大枣）宜气升清，振痿健运。恐症与心有关，可用养心汤（黄芪、茯神、当归、川芎、炙甘草、半夏曲、柏子仁、酸枣仁、远志、五味子、人参、肉桂）。

《素问·调经论》指出："血有余则怒，不足则恐。"治"恐"还可补血。

（4）惊症：是指突然遭遇意外事件引发的紧张惊骇的情绪体验，与恐惧区别的关键在于是否意外，具有即时性、一过性。表现为骤遇危险、受击异物、突闻巨响、突然面难，导致不知所措、目瞪口呆，甚至晕厥倒地等。"惊则气乱"：惊伤心肝胆，致气机紊乱无序，肝失谋虑，胆失决断，心惊胆战，不能自镇，心无所依，神无所归，虑无所定。治宜重镇虚怯，收敛已乱之正气而平惊，镇静安神，兼益气，可用金石、蚧类之品。如柴胡龙骨牡蛎汤（柴胡、龙骨、黄芩、生姜、人参、桂枝、茯苓、半夏、大黄、牡蛎、大枣），逍遥散，归脾汤＋龙骨、牡蛎。

（5）忧症：是对未来难以预测、不自信、不安全的一种否定情绪。表现为忧心忡忡、忧郁难安、对未来无限担忧，特别是对不可能发生的事呈现出过度担忧状态。"忧则气聚"：忧伤肺气，忧容易气聚、气机闭塞阻滞不行，引起气滞、气机不畅。肺气不足，阳气不振，精神颓废。治宜补气行气、宣肺、疏肝理气，用疏泄药物以散之。逍遥散（《太平惠民和剂局方》）：柴胡、当归、茯苓、芍药、白术、甘草、薄荷、生姜，理气解郁。定志小丸（《千金方》）：人参、菖蒲、远志、茯苓，益气安心，开窍行气。加味归脾汤：人参、茯苓、白术、甘草、当归、黄芪、枣仁、远志、木香、辰砂、琥珀，行气益气，补血养心。

焦虑＝恐（应急状态）＋思＋忧（未来）＝对未来紧张、担忧状态。《素问·上古天真论》云："恬淡虚无，真气从之，精神内守，病安从来。"

（6）思症：不同于其他情志，思是认知编构过程，"思则气结"：思伤脾，思虑过度，气机运行阻滞不畅，脾气受困，表现为神思不乐、饮食减少等。治宜健脾、行气导滞、调理气机。宜用逍遥丸，排气汤（陈皮、藿香、枳壳、厚朴、木香、香附、泽泻、乌药），归脾汤（人参、白术、巴戟天、茯神、紫河车、半夏、陈皮、白芥子、甘草、柏子仁、菖蒲、麦冬）。

（7）喜症：是伴随愿望、理想、目标的实现，产生的一种肯定、愉悦情绪状态，以及紧张情绪缓解、解除后的一种轻松愉快的心境体验。此种状态时，脏腑精气充盈、阴阳气血调和、生命处于良好状态。"喜则气缓"：喜伤心，过度嬉笑，心气被耗散，心气失去其位，"神散而不藏"，表现为精神不集中、心神不宁、嬉笑不休等。过喜之病气机涣散，当用相反的收涩镇敛之药。

5. 中医体质治疗

（1）中医体质概念：中医体质学是目前中医可以建立标准化临床路径的理论体系，是综合医院推进全面西学中的有效载体。不同体质代表不同的心身能整体状态，体质调理即心身能整体功能状态调理，中医体质评估与干预可以编入西医临床诊疗路径，形成医疗护理规范。

中医体质现象是人类生命现象的一种重要表现形式，是指人体生命过程中，在先天禀赋和后天获得的基础上所形成的心理、生理、形态结构等方面综合的、相对稳定的固有心身能特质。是人类在生长、发育过程中所形

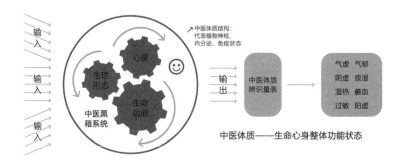

图 128　中医黑箱系统可以通过体质量表进行评估

成的与自然、社会环境相适应的个体特征。中医体质学以心身能整体的个体生命为研究出发点，旨在研究不同心身能体质的构成特点、演变规律、影响因素、分类标准，从而应用于指导个体生命健康维护、健康促进、亚健康干预、疾病预防、疾病诊疗与康复等。

　　中医体质分平和质、气虚质、阳虚质、阴虚质、痰湿质、湿热质、瘀血质、气郁质、特禀质（过敏体质）等九种基本类型。分别代表生命九种不同的心理状态，代表九种不同的心理自主神经反应模式、免疫功能状态、DNA 能量构象。中医体质决定着人类对某些疾病的易感性、病变类型与疾病转归的倾向性等，体质具有相对的稳定性，同时具有动态可调性。

　　外因是通过内因起作用的，过敏原常在，并不是所有人都必然要得过敏症。按照中医体质学说，不是过敏因子让你过敏，而是你对过敏因子的过敏体质即反应模式让你过敏。治疗过敏应该重在调整体质，只有将过敏体质调整为平和体质，过敏就不会发生。我们改变不了

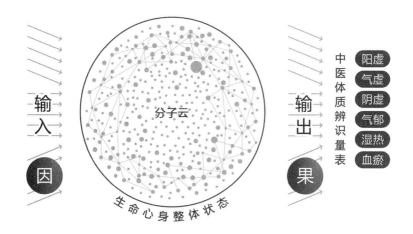

中医体质分类即人体不同心身整体功能状态
可测/可评/可调理/可治疗

图 129 不同的体质即生命不同心身能整体状态，
代表着不同的心理状态

过敏原环境，只有改变我们自己的体质，这是中医体质
学治未病思想的价值与意义所在。

按照生命心身能状态取象比类法，平和体质相当于
阳光明媚的天气，气虚对应雾霾天气，气郁对应阴天，
痰湿对应雨天，湿热对应闷热天气，阳虚对应冬雪天气，
阴虚对应雷电现象等。西医临床慢病都是在不同中医体
质状态下的慢病状态，不存在没有中医体质变化下单独
存在的西医临床慢病，中医体质调理的本质就是心身能
整体功能调理，心理自主神经功能的平衡调整是临床心
身疾病的重要治疗方法。

（2）中医体质治疗学：中医偏颇体质即异常心理自
主神经反应模式（APARM）是一个动态发展、演化的过

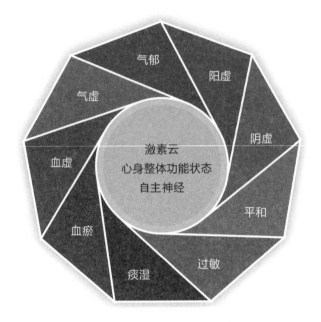

图 130　不同的体质，代表着不同的自主神经与
内分泌功能状态

程，并可以相互转化、相互影响。抓住体质变化的核心
环节进行调理治疗，就可取得事半功倍的临床效果。

中医体质调理的核心与关键：疾病早期阶段应以阴
阳双补、温阳理气为主，疾病中后期在前法之上应兼清
热、散结、祛瘀、化痰、祛湿等法。

中医体质调理中成药与处方

体质	方剂	组成
气虚质	补中益气汤（丸）	黄芪 18g，炙甘草 9g，人参 6g，当归 3g，橘皮 6g，升麻 6g，柴胡 6g，白术 9g。
	玉屏风散	防风 6g，黄芪 6g，白术 12g。

续表

体质	方剂	组成
气虚质	归脾丸	白术 9g, 茯神 9g, 黄芪 12g, 龙眼肉 12g, 酸枣仁 12g, 人参 6g, 木香 6g, 炙甘草 3g, 当归 9g, 远志 6g。
	补中益气丸	黄芪 18g, 炙甘草 9g, 人参 6g, 当归 3g, 橘皮 6g, 升麻 6g, 柴胡 6g, 白术 9g。
	十全大补丸	人参、肉桂、川芎、地黄、茯苓、白术、炙甘草、黄芪、当归、白芍，生姜、大枣。
	四君子汤	人参、白术、茯苓各 9g, 炙甘草 6g。
阳虚质	金匮肾气丸	干地黄 24g, 山药、山茱萸各 12g, 泽泻、茯苓、牡丹皮各 9g, 桂枝、附子各 3g。
	六君子丸	人参、白术、茯苓各 9g, 炙甘草 6g, 陈皮 3g, 半夏 4.5g。
	右归丸	熟地黄 24g, 山药 12g, 山茱萸 9g, 枸杞子 9g, 菟丝子 12g, 鹿角胶 12g, 杜仲 12g, 肉桂 6g, 当归 9g, 制附子 6g。
阴虚质	六味地黄丸	熟地黄 24g, 山茱萸、山药各 12g, 泽泻、牡丹皮、茯苓各 9g。
	杞菊地黄丸	熟地黄 24g, 山茱萸、山药各 12g, 泽泻、牡丹皮、茯苓各 9g, 枸杞子、菊花各 9g。
	知柏地黄丸	熟地黄 24g, 山茱萸、山药各 12g, 泽泻、牡丹皮、茯苓各 9g, 知母盐炒、黄柏盐炒各 6g。
	左归丸	熟地黄 24g, 山药 12g, 枸杞子 12g, 山茱萸 12g, 怀牛膝 9g, 菟丝子 12g, 鹿角胶 12g, 龟甲胶 12g。

体质	方剂	组成
痰湿质	六君子丸	人参、白术、茯苓各9g，炙甘草6g，陈皮3g，半夏4.5g。
	肾气丸	干地黄24g，山药、山茱萸各12g，泽泻、茯苓、牡丹皮各9g，桂枝、附子各3g。
	平胃散	苍术15g，厚朴、陈皮各9g，甘草6g，生姜2片，大枣2枚。
	参苓白术散	人参15g，白茯苓15g，白术15g，莲子肉9g，桔梗6g，白扁豆12g，山药15g，薏苡仁9g，砂仁6g，甘草9g，大枣汤调下。
湿热质	三仁汤	杏仁12g，滑石18g，通草6g，白蔻仁6g，竹叶6g，厚朴6g，薏苡仁18g，半夏10g。
	六一散	滑石18g，甘草3g，注意用量6:1。
	甘露消毒丹	飞滑石450g，淡黄芩300g，茵陈330g，藿香120g，连翘120g，石菖蒲180g，白蔻120g，薄荷120g，木通150g，射干120g，川贝母150g。
湿热质	清胃散	生地黄、当归身各6g，牡丹皮9g，黄连6g，升麻9g。
	龙胆泻肝汤	龙胆草6g，黄芩9g，栀子9g，柴胡6g，泽泻9g，木通6g，当归3g，生地黄6g，生甘草6g，车前子6g。
血瘀质	血府逐瘀汤	桃仁12g，红花9g，当归9g，生地黄9g，川芎5g，赤芍6g，牛膝9g，桔梗5g，柴胡3g，枳壳6g，甘草3g。
	桃红四物汤	熟地黄12g，当归9g，白芍9g，川芎6g，桃仁9g，红花6g。
	桂枝茯苓丸	桂枝、茯苓、牡丹皮、芍药各6g。

体质	方剂	组成
血瘀质	复元活血汤	柴胡9g，天花粉9g，当归9g，红花6g，甘草6g，穿山甲6g，酒大黄12g，桃仁9g。
	失笑散	五灵脂、蒲黄各6g。
	柴胡疏肝散	柴胡、陈皮各6g，香附、川芎、枳壳、芍药各5g，炙甘草3g。
气郁质	逍遥丸	甘草4.5g，当归、茯苓、芍药、白术、柴胡各9g，烧生姜1块，薄荷少许。
	舒肝和胃丸	醋香附45g，白芍45g，佛手150g，木香45g，郁金45g，炒白术60g，陈皮75g，柴胡15g，广藿香30g，炙甘草15g，莱菔子45g，焦槟榔45g，乌药45g。
	开胸顺气丸	槟榔300g，陈皮100g，炒牵牛子400g，木香75g，猪牙皂50g，姜制厚朴100g，醋莪术100g，醋三棱100g。
气郁质	柴胡疏肝散	柴胡、陈皮各6g，香附、川芎、枳壳、芍药各5g，炙甘草3g。
	越鞠丸	香附、川芎、苍术、神曲、栀子各6g。
特禀质	玉屏风散	防风6g，黄芪、白术各12g。
	消风散	荆芥、防风、牛蒡子、蝉蜕、苍术、苦参、石膏、知母、当归、胡麻仁、生地黄各6g，木通、生甘草各3g。
	过敏煎	防风、银柴胡、乌梅、五味子、甘草各10g。

附：中医体质量表

中医体质量表由王琦教授于 2006 年研究开发，是体质辨识的重要方法；中医体质辨识已纳入国家卫健委《国家基本公共卫生服务规范（2009 年版）》。

1. 指导语　本测试包含 66 个问题，每一个问题都是对您身体状况的具体描述，请您根据自己最近一段时间的体验和感觉，选择最符合您情况的选项。如果某一个问题您不能肯定回答，请选择最接近您实际情况的选项，请您认真作答，确保结果准确性以及干预方案的针对性与有效性。

2. 测评题目

中医体质分类与判定表

平和型体质（A）原始分

根据近一年的体验和感觉，回答以下问题	没有或根本不	很少或有一点	有时或有些	经常或相当	总是或非常
您精力充沛吗？	1□	2□	3□	4□	5□
您容易疲乏吗？	5□	4□	3□	2□	1□
您说话的声音低弱无力吗？	5□	4□	3□	2□	1□
您感觉到闷闷不乐、情绪低沉吗？	5□	4□	3□	2□	1□
您比一般人受不了寒凉（冬天冷和夏天空调）吗？	5□	4□	3□	2□	1□

根据近一年的体验和感觉，回答以下问题	没有或根本不	很少或有一点	有时或有 些	经常或相 当	总是或非 常
您能很快适应自然环境和社会环境的变化吗？	1□	2□	3□	4□	5□
您容易失眠（没有很好的失眠质量）吗？	5□	4□	3□	2□	1□
您容易忘事（健忘）吗？	5□	4□	3□	2□	1□
判定的结果		是□	基本是□	否□	

气虚型体质（B）原始分

根据近一年的体验和感觉，回答以下问题	没有或根本不	很少或有一点	有时或有 些	经常或相 当	总是或非 常
您容易气短（呼吸短促，接不上气）吗？	1□	2□	3□	4□	5□
您容易疲乏吗？	1□	2□	3□	4□	5□
您容易心慌吗？	1□	2□	3□	4□	5□
您容易头晕或站起来眩晕吗？	1□	2□	3□	4□	5□
您比一般人容易患感冒吗？	1□	2□	3□	4□	5□
您喜欢安静，懒得说话吗？	1□	2□	3□	4□	5□
您的说话声音低弱无力吗？	1□	2□	3□	4□	5□
您的活动量稍大就容易出虚汗吗？	1□	2□	3□	4□	5□
判定的结果		是□	基本是□	否□	

阳虚型体质（C）原始分

根据近一年的体验和感觉，回答以下问题	没有或根本不	很少或有一点	有时或有 些	经常或相 当	总是或非 常
您手脚发凉吗？	1□	2□	3□	4□	5□
您的胃脘部、背部、腰膝部怕冷吗？	1□	2□	3□	4□	5□

根据近一年的体验和感觉，回答以下问题	没有或根本不	很少或有一点	有时或有 些	经常或相 当	总是或非 常
您感到怕冷、衣服比别人穿得多吗？	1□	2□	3□	4□	5□
您吃喝凉东西感到不舒服或怕吃喝凉东西吗？	1□	2□	3□	4□	5□
您比一般人受不了寒凉（冬天冷和夏天空调）吗？	1□	2□	3□	4□	5□
您比别人容易患感冒吗？	1□	2□	3□	4□	5□
您受凉或者吃喝凉东西后，容易拉肚子（腹泻）吗？	1□	2□	3□	4□	5□
判定的结果	是□		基本是□		否□

阴虚型体质（D）原始分

根据近一年的体验和感觉，回答以下问题	没有或根本不	很少或有一点	有时或有 些	经常或相 当	总是或非 常
您感到手心脚心发热吗？	1□	2□	3□	4□	5□
您感觉身体、脸上发热吗？	1□	2□	3□	4□	5□
您的皮肤或者口唇干吗？	1□	2□	3□	4□	5□
您的口唇颜色比一般人红吗？	1□	2□	3□	4□	5□
您容易便秘或者大便干燥吗？	1□	2□	3□	4□	5□
您面部两颧潮红或者偏红吗？	1□	2□	3□	4□	5□
您的眼睛感到干涩吗？	1□	2□	3□	4□	5□
您感到口干咽燥，总想喝水吗？	1□	2□	3□	4□	5□
判定的结果	是□		基本是□		否□

痰湿型体质（E）原始分

根据近一年的体验和感觉，回答以下问题	没有或根本不	很少或有一点	有时或有些	经常或相当	总是或非常
您感到胸闷或者腹部胀满吗？	1□	2□	3□	4□	5□
您感到身体沉重不轻松或不爽快吗？	1□	2□	3□	4□	5□
您的腹部肥满松软吗？	1□	2□	3□	4□	5□
您有额头部油脂分泌过多的现象吗？	1□	2□	3□	4□	5□
您上眼睑比别人肿（有轻微隆起现象）吗？	1□	2□	3□	4□	5□
您嘴里有黏黏的感觉吗？	1□	2□	3□	4□	5□
您平时痰多，特别是咽喉部总感到有痰的感觉吗？	1□	2□	3□	4□	5□
您舌苔厚腻或者有舌苔厚厚的感觉吗？	1□	2□	3□	4□	5□
判定的结果		是□	基本是□	否□	

湿热型体质（F）原始分

根据近一年的体验和感觉，回答以下问题	没有或根本不	很少或有一点	有时或有些	经常或相当	总是或非常
您面部或者鼻子步有油腻感或者油光发亮吗？	1□	2□	3□	4□	5□
您容易生痤疮或疮疖吗？	1□	2□	3□	4□	5□
您感到口苦或者口里有异味吗？	1□	2□	3□	4□	5□
您小便时尿道有发热感，尿色浓（深）吗？	1□	2□	3□	4□	5□
您带下色黄（白带颜色发黄）吗？（限女性回答）	1□	2□	3□	4□	5□

根据近一年的体验和感觉，回答以下问题	没有或根本不	很少或有一点	有时或有些	经常或相当	总是或非常
您的阴囊部位潮湿吗？（限男性回答）	1□	2□	3□	4□	5□
您大便黏滞不爽、有解不尽的感觉吗？	1□	2□	3□	4□	5□
判定的结果	是□		基本是□	否□	

血瘀型体质（G）原始分

根据近一年的体验和感觉，回答以下问题	没有或根本不	很少或有一点	有时或有些	经常或相当	总是或非常
您的皮肤在不知不觉中会出现青紫瘀斑（皮下出血）吗？	1□	2□	3□	4□	5□
您两颧部有细微红丝吗？	1□	2□	3□	4□	5□
您身体上有哪里疼痛吗？	1□	2□	3□	4□	5□
您的面色晦暗或容易出现褐斑吗？	1□	2□	3□	4□	5□
您容易有黑眼圈吗？	1□	2□	3□	4□	5□
您口唇颜色偏暗吗？	1□	2□	3□	4□	5□
您容易忘事吗？	1□	2□	3□	4□	5□
判定的结果	是□		基本是□	否□	

气郁型体质（H）原始分

根据近一年的体验和感觉，回答以下问题	没有或根本不	很少或有一点	有时或有些	经常或相当	总是或非常
您感觉到闷闷不乐、情绪低沉吗？	1□	2□	3□	4□	5□
您容易精神紧张、焦虑不安吗？	1□	2□	3□	4□	5□
您多愁善感、感情脆弱吗？	1□	2□	3□	4□	5□

根据近一年的体验和感觉，回答以下问题	没有或根本不	很少或有一点	有时或有些	经常或相当	总是或非常
您容易感到害怕或者受到惊吓吗？	1□	2□	3□	4□	5□
您胁肋部或乳房胀痛吗？	1□	2□	3□	4□	5□
您无缘无故叹气吗？	1□	2□	3□	4□	5□
您咽部有异物感，且吐之不出，咽之不下吗？	1□	2□	3□	4□	5□
判定的结果	是□　　　　基本是□　　　　否□				

特禀型体质（I）原始分

根据近一年的体验和感觉，回答以下问题	没有或根本不	很少或有一点	有时或有些	经常或相当	总是或非常
您没有感冒时也会打喷嚏吗？	1□	2□	3□	4□	5□
您没有感冒也会鼻塞、流鼻涕吗？	1□	2□	3□	4□	5□
您有因季节变化、温度变化或异味而咳喘现象吗？	1□	2□	3□	4□	5□
您容易过敏（对药物、食物、气味、花粉）吗？	1□	2□	3□	4□	5□
您的皮肤容易引起荨麻疹（风团、风疹块、风疙瘩）吗？	1□	2□	3□	4□	5□
您的皮肤因过敏出现紫癜（紫红色瘀点、瘀斑）吗？	1□	2□	3□	4□	5□
您的皮肤一抓就红，并出现抓痕吗？	1□	2□	3□	4□	5□
判定的结果	是□　　　　基本是□　　　　否□				

体质类型	条件	判定结果
平和体质	转化分≥60分	是
	其他8种体质转化分均＜30分	
	转化分≥60分	基本是
	其他8种体质转化分均＜40分	
	不满足上述条件者	否
偏颇体质	转化分≥40分	是
	转化分30分~39分	倾向是
	转化分＜30分	否

您的体质是：

·注：原始分=各个条目的分会相加。转化分数 = ［（原始分－条目数）／（条目数×4）］×100

第四章　慢病发生学与慢病风险评估

慢病

亚健康-中医偏颇体质

亚健康-中医偏颇体质

自主神经功能紊乱

心理问题

心理亚健康

心理健康

第一节　慢病发生学

人由 DNA 与大脑双相调控，DNA 是构建个体生命与维持健康的"守护神"，而大脑神经系统是现实环境各种能量信息的"反应板"，大脑各级神经系统通过各种感觉器官，不断接受外界不良能量信息的干扰（应激因子 Stressers），通过心理系统的大脑边缘系统、自主神经系统、内分泌分子网络系统，产生"情绪"分子（应激分子），持续作用并对 DNA 造成伤害，这种伤害累积到一定程度，超过一定阈值，产生 DNA 变异或突变，细胞行为发生变化，导致慢病发生与发展，生命进入非健康寿命状态。

慢病发生发展是一个从"无形"能量信息形态到"有形化"能量信息形态发展的过程。西医即临床生物医学慢病诊疗观，是只有慢病发展到了"有形化"临床界（专科 C 态）即达到临床专科慢病诊断标准才可以诊断，才可以"处置"。实际上在慢病成"形"之前，已经出现以心理变化、中医心身能体质变化为表征的 A 态（APARM，即异常心理自主神经反应模式），这些变化持续存在并不断加重，逐渐发展为西医视界下的亚健康问题以及 MUS，直至出现"临床界"的"有形化"临床慢病 C 态。

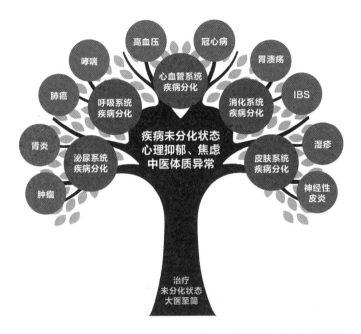

图131　生命就像一棵树，在其发展成长过程中也会结出
各种不同的慢病"果实"

　　不是致病因子让你得病，而是你对致病因子的反应模式（APARM）让你罹患疾病，不是过敏因子让你过敏，而是你对过敏因子的细胞反应模式（APARM）让你过敏，不是某种食物让你过敏与不耐受，而是你的消化道细胞反应模式（APARM）让你对该种食物过敏与不耐受。改变可以改变的，当我们不能改变外在病因时，我们可以改变我们心身应激模式与细胞反应模式（APARM）。APARM是一切慢病发生发展的内在机制，慢病是在APARM基础上由多种病因、多种风险因子持续编构而来的。

　　人的心理构象（Personal Psychological Predisposition）

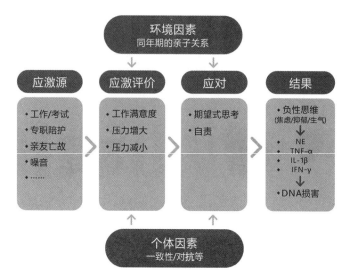

图 132　应激因子可以引起 DNA 改变

与自主神经矩阵（Sympathetic and Parasympathetic Matrix）形成一种内在的自主心身转化模式（Autonomic Psychosomatic Transforming Model）即心身应激反应模式，可以称之为慢病发生的内在因素即内因（the Intrinsic Factor），这种模式出现异常会在外因（the Extrinsic Factors）即慢病风险因子（Stressers）作用下，生成异常自主神经动作电位指令与内分泌细胞激素分泌构象的异常，导致靶细胞、靶器官不同病理代谢过程、不同病理生理反应与病理形态改变，这些改变进一步形成病因网络（Intricate Causal Network），交织递进或叠加发展，构成慢病发展病因链（Developmental Causal Chain）与慢病自主多阶段发展过程（an Autonomic Multistep Developmental

Process），最终导致临床慢病。在慢病发生发展过程中，一切外因是通过内因发挥作用的，内因（APARM）是慢病发生发展的基础与核心。

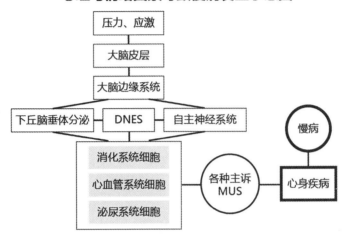

图 133　心理与情绪因素导致慢病发生示意图

人体细胞持续处于大脑边缘系统—自主神经—内分泌激素轴控制之下，细胞 DNA 在不同心理情绪的微环境中形成不同 DNA 表观表现，产生不同的细胞代谢与行为模式，造成不同的功能状态，导致不同的病症

　　环境因素不良、社会不良事件，以及长期负性心理（如不良情绪、负性情感、不良生活方式）会产生自主神经功能紊乱或障碍（AND），逐渐形成一种长期稳定的异常心理自主神经反应模式（APARM），对外界刺激（Stressers）会产生异常反应，最终导致器官功能异常。起心动念、情绪剧烈波动等皆为慢病促进、加重与复发

的重要因子，因此以持续不良情绪、负性心理为代表的
APARM 是基础性与背景性慢病风险因子。

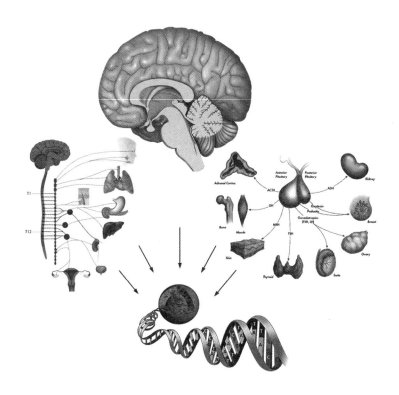

图 134　个体生命的每一个细胞都能感受到其生命的"所思
　　　所想"（Ideas and Wishes）。人体细胞时刻处于大脑—神经
　　　—内分泌激素分子网络影响与控制之下，细胞 DNA 在不同
　　　心理、情绪塑造的微环境下，形成不同的 DNA 表观改变与
　　　细胞行为模式，最终产生不同的生理状态乃至形态学变化

　　慢病是全身系统性疾病，具有自身内稳态效应与共
性规律，让慢病发生发展迁延难愈。慢病具有以下共同
特征。

一、慢病发生的潜隐性特征

慢病常常是在不自觉、不自知、无意识（subconscious）状态下潜隐（Underlying）发生发展，直到出现临床症状体征或被健康体检、临床检查发现。慢病是在以自主神经、心理、中医为表现形式与特征的生命 A 态（APARM）基础上逐渐生长出来的。

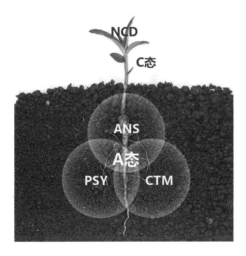

图 135　慢病是在以自主神经、心理、中医为表现形式与
特征的生命 A 态基础上逐渐生长出来的

慢病发生发展不受大脑皮层即显意识控制，是一个自动自主发生的潜意识过程（a Autonomic Subconscious Process），人的显意识感受不到慢病发生发展过程，生命持续处于心理自主神经紊乱（PAND）编程与潜隐编构（Underlying Subconscious Construction）状态，显意识（Wishes and Ideas）只有运用宏医学（MSM）技术方法

通过调整潜意识程序即 PARM 状态，才能达到慢病防治效应。

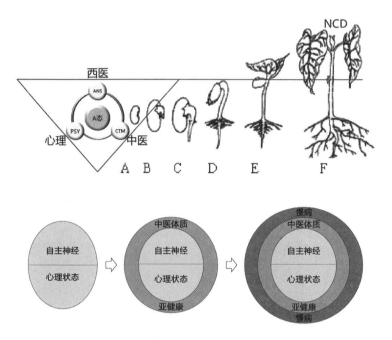

图 136　慢病是 A 态种子从不良环境中慢慢生长出来的

自主神经是生命内脏控制系统，由相互拮抗的交感神经与迷走神经组成，是大脑边缘系统与脏器之间的重要联系网络，异常的心理自主神经功能构象（Psychological Autonomic Matrix）形成异常的自主性心理生理转化模式（Autonomic Psychophysiological Transforming Model）与心身转化发展程序（Subconscious Autonomic Psychophysiological Process），最终导致不同的病理生理与病理形态结果（Psychosomatic Predisposition Manifestion）。

情绪紊乱、心理亚健康、心理问题会促发自主神经功能紊乱（AND），引起脏器功能与形态变化，激发慢病发生发展内在的因果循环链条（an intricate causal chain），启动慢病发生发展编构程序。

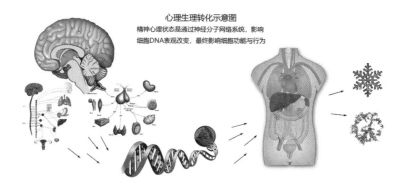

图 137　心身转化示意图

慢病是从 A 态潜隐生长发展而来，慢病 A 态诊疗是慢病防治的关键。

二、慢病发生发展的多阶段性

个体生命从出生走向死亡，就是从健康走向慢病的过程。个体从健康到慢病的发生发展需要经历一个长期发生发展的过程，即从低风险状态到高风险状态，再到亚健康、亚临床、慢病早期改变，从可逆到不可逆（a reversible phase to an irreversible stage），直至出现临床症状，达到临床诊断标准，呈现多阶段发展过程（Multi-step Process）。

例如，从正常细胞发展成恶性肿瘤，大多经历增生、不典型增生或"癌前病变"阶段。"癌前病变"一般是

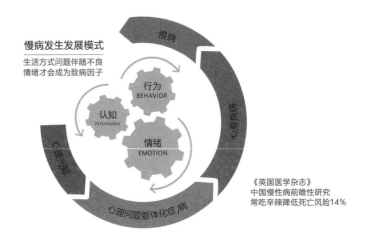

图 138　慢病发生发展模式示意图

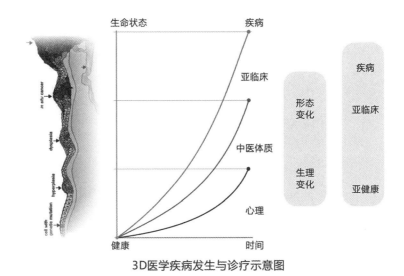

图 139　慢病多阶段发生发展示意图

可逆的。"原位癌"发展成侵袭性癌一般需要 10 年左右的时间。

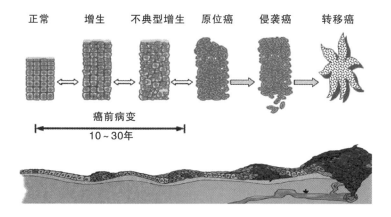

图 140　肿瘤多阶段发生发展示意图

　　血管动脉粥样硬化以及冠脉狭窄发展同样呈现多个阶段递进发展的过程。这给心梗防治预留了时间窗，这个时间窗就是 APARM 诊疗的窗口期，也是有效预防心梗事件的最佳时期。

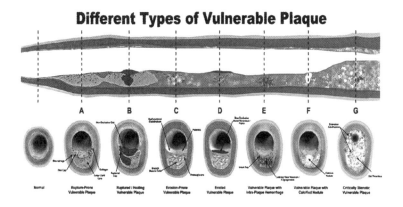

图 141　血管粥样硬化多阶段发展示意图

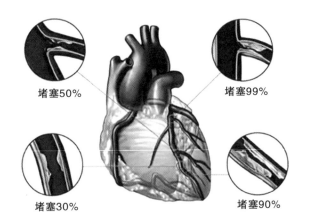

图 142　心脏血管狭窄发生发展的多阶段性

三、慢病发生发展过程的多因素编构模型

慢病是多种慢病风险因子（Both intrinsic and extrinsic factors）持续作用，引起心理自主神经功能紊乱，形成慢病发生发展因果链，经过长时间累积、多阶段发展的结果。

凡是能够引起不良心理与自主神经功能紊乱的因素，皆为慢病风险因子，需要强调的是，这里不包括生物致病因子如细菌与病毒等，也不包括单纯的物理性致病因子与单纯化学性致病因子，慢病风险因子多涉及自然环境因素（风寒暑湿燥等），社会环境因素（不良生活事件、不良人际关系等），个人内在心理因素（焦虑、抑郁）等，具体有不良心理状态，不良生活事件（Stressers），不良人际关系，负性情绪（怒、忧、悲、恐、惊），不良生活方式（饮食不节、生活不规律、纵欲无度），睡眠不良，过度劳顿，间杂风寒暑湿燥等。

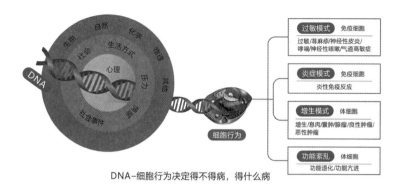

DNA-细胞行为决定得不得病，得什么病

图 143　在慢病风险因子的交互作用下，细胞可以形成肿瘤、过度增生、增生不良、退行性变、炎症、过敏等行为反应模式

潜意识心理、不良情绪、不良态度（unconscious e-motions or attitudes）等都可以通过心理自主神经应激反应模式，影响脏器生理功能，导致病理结果。

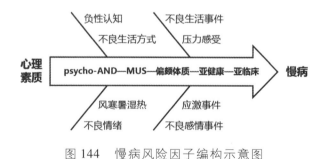

图 144　慢病风险因子编构示意图

四、慢病发生发展具有共性演化规律

慢病发生首先是个体生命形成内在异常心理自主神

经反应模式，然后在各种慢病风险因子作用下逐渐发展为慢病，慢病发展一般遵循从心理亚健康、心理问题、自主神经功能紊乱或障碍（AND）、中医体质变化、MUS、亚健康状态、亚临床、心身疾病到慢病的多阶段发展过程，其核心变化是心理自主神经功能障碍的不同分级发展变化过程，中医体质变化是个体生命心理自主神经功能障碍变化的中医学表现形式。

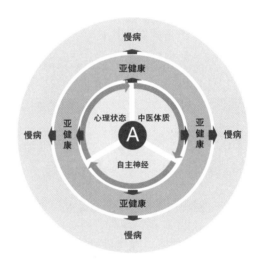

图145　慢病发生发展具有共性演化规律

五、慢病发生10分学说与10-3防治策略

慢病是在各种风险因子时空组合的长期作用下形成的，具有序贯性、叠加累积性，当不同的风险因子叠加或不同时序作用累积到一定效应阈值即能量阈值，突破人体自平衡能力界限，就会发生慢病。可以假设，当慢病风险因子致病效应累积够10分，就会罹患慢病。如果

多种病因致病效应相加不到 10 分，仅处于 5 分、6 分、8 分，只代表个体生命仍处于向慢病发展途中，尚未达到慢病终点，处于慢病高风险状态，还未达到慢病状态。

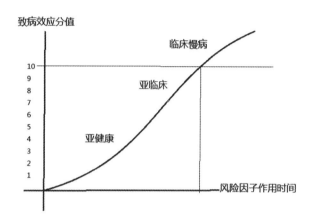

图 146　慢病发生 10 分论示意图

根据系统论，个体生命是由不同的子系统组成，不同的子系统又由不同的状态变量构成，形成生命系统时空构象 $\sum X_i(t)$。$\sum X_i(t) = f[x_1(t), x_2(t), x_3(t), \cdots x_n(t)]$，其中，$x_i(t)$ 的 $i = 1、2、3\cdots n$，表示状态变量 x_i 在 t 时刻的值。如果用 $[x_1^0(t), x_2^0(t), x_3^0(t), \cdots x_n^0(t)]$ 表示正常状态，则疾病可用 $|X_i(t) - X_i^0(t)| > \varepsilon$（疾病阈值）与 $f[X_1^0(t), X_2^0(t), X_3^0(t), \cdots X_n^0(t)] - g[X_1(t), X_2(t), X_3(t), \cdots X_n(t)] | > \varepsilon$（疾病阈值）来描述。

慢病发生的 10 分论为慢病防治提供了新思路，"3D 医学"慢病防治策略就是通过"西医、心理、中医"手段，对个体生命过程中的三个医学维度的共同性致病因

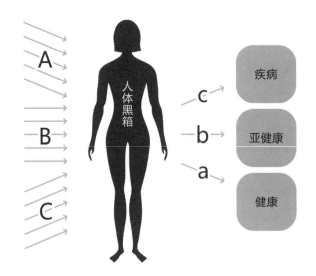

图 147 疾病可用 $| X_i(t) - X_i^0(t) | > \varepsilon$（疾病阈值）

与 $f[X_1^0(t), X_2^0(t), X_3^0(t), \cdots X_n^0(t)] - g[X_1(t), X_2(t), X_3(t), \cdots X_n(t)] | > \varepsilon$（疾病阈值）来描述

子进行全程动态干预，达到 $10-3$ 效应，使其永远处在走向慢病的途中，但永远达不到慢病的终点，从而达到预防慢病的目的。

人体心身能整体状态（健康、亚健康、疾病）是由人体初态与外界风险因子与致病因子输入共同决定的，慢病防治可以通过适当改变人体系统输入（慢病风险因子干预），或根据状态模型直接干预状态变量，或调动机体内在的抗病因素（激发自组织、自修复能力），使 $| X_i(t) - X_i^0(t) | < \varepsilon$（疾病阈值），$i=1, 2, 3, \cdots n$；使 $| f[X_1^0(t), X_2^0(t), X_3^0(t), \cdots X_n^0(t)] - g[X_1$

（t），X_2（t），X_3（t），……X_n（t）] ｜＜ε（疾病阈值）。恢复人体各个部分之间、人体与社会环境、人体与自然环境之间的动态平衡，恢复人体正常生命程序。

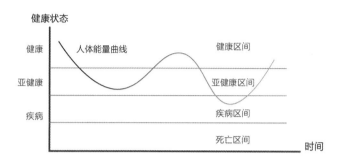

图 148　慢病康复是一个能量平衡事件

1. 病例分析

男性，47 岁，2015 年 5 月 27 日因心慌不适就诊，查心电图结果为心率 91 次/分，心律失常，频发室性早搏。患者长期工作压力大（风险因子 1），患病 1 周前因腰部扭伤服用消炎药妙纳（盐酸乙哌立松片）（风险因子 2），患病 5 天前因生活事件（风险因子 3），引起心情烦躁（风险因子 4）、抽烟（风险因子 5）、饮酒（风险因子 6）量明显增加，患病前一天晚上酒后呕吐（风险因子 7）出现心慌不适症状，今来就诊。

经心理评估，患者中度焦虑症（风险因子 7）、轻度抑郁（风险因子 9），中医为气郁体质（风险因子 10）。患者出现早搏的直接诱因是呕吐引起的食管反流刺激，给予加强胃肠动力、抑酸、保护胃黏膜药物治疗，3 小时后早搏消失，之后嘱患者停妙纳、限烟限酒，给予中药抗抑郁抗焦虑治疗 1 周，患者早搏未再复发。该方案没有"头痛医头、脚痛医脚"，没有简单采用西药抗早搏药物（治标）治疗，而是充分分析室性早搏发生的各种风险因素，针对关键因素进行干预治疗即可达到 10 - 3 治病防病治本效果。

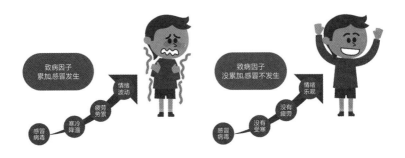

致病因子常在，疾病不常得

图 149　10 分论也适用于感冒，感冒病毒常在，但感冒并不常得，只有几个因素共同作用达到一定程度，感冒才会发生

第二节　慢病病因学

慢病病因学是研究慢病发生原因、条件及其作用规律的科学。

一、普通病因学概念

（一）病因概念

凡是能引起疾病发生并决定疾病特异性的体内外因

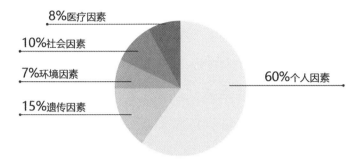

影响健康的因素

图 150　在影响健康的 60% 个人因素中，心理情绪因素
占据主导地位

素都可称为致病因素，简称为病因（Cause of Disease）。所有疾病都是有原因的，没有无原因的疾病。许多感染性疾病，可以找到明确的发病原因，但慢性非传染性疾病即慢病，如肿瘤、冠心病、高血压、糖尿病等，发病原因不明，是多种病因引起的。认识与消除致病原因，对疾病预防、诊断和治疗具有重要意义。

（二）病因分类

病因可分为外因与内因，自然环境与社会环境的致病因素称为外因，机体内在的容易引起疾病的因素称为内因。

1. 外因（不包括感染性病因、物理化学外伤性病因）

环境性因素：温度（寒热）、湿度（燥湿）、气压、声光电等；中医的风寒暑湿燥等。

社会性因素：不良生活事件，不良人际关系，工作生活压力。

生活方式：生活方式涉及饮食习惯、特殊嗜好（包括抽烟饮酒）、运动习惯、睡眠习惯、心态与生活节律等。生活方式的健康与不健康，应以伴随的情绪状态的良好与不良好为评价标准，对个体生命来讲，伴随良性情绪状态的为健康生活方式，伴发不良情绪状态的为不健康的生活方式，不健康的生活方式容易引起自主神经功能紊乱、心理失衡，最终诱发疾病、加重疾病发展。常见的不良生活方式有吸烟、酗酒、饮食不节、生活不规律、不运动等。

健康的生活方式应该是欲食有度、生活有节、睡眠充足、心态平和、适量运动、戒烟限酒。

2. 内　因

心理素质：消极认知，消极情绪。

心理状态：抑郁、焦虑。

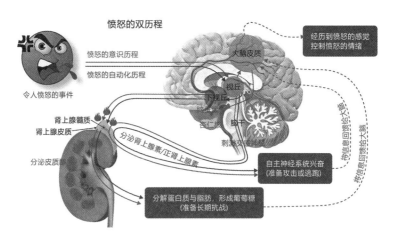

图 151　愤怒情绪通过大脑边缘系统、自主神经内分泌系统，
最终引起生理学变化

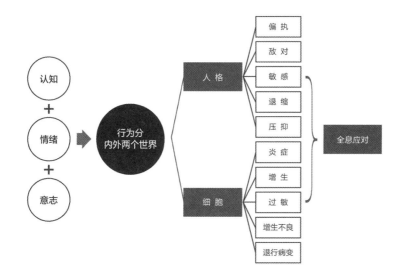

不同的医学观、不同的医疗路径、不同的诊疗模式、不同的效果

图 152 心理知情意行中的行为内涵包含外行为与内行为两个界面。外行为指人格，内行为是指细胞行为模式即细胞格

人格特征：积极人格、消极人格。

中医心身能体质：阳虚、阴虚、气虚、气郁、血瘀、痰湿、湿热、过敏。

自主神经功能状态：交感兴奋型、迷走兴奋型。

外因是通过内因起作用的，内因主要是心理状态（认知模式、情绪状态抑郁或焦虑），自主神经功能状态，中医心身能体质状态。

不是外界环境致病因子本身让你生病，而是你对环境致病因子的应对与防御方式让你生病。同样的致病因子，不同的人有不同的反应，有的人得病，有的人不得病，有的人处于亚健康状态，最终是内因起决定性作用。

3. 充分病因与必需病因　慢病不是单一病因而是多病因性疾病。充分病因就是在多种病因综合作用下才会发病，这个综合就是充分病因（Sufficient Cause），当缺乏某因素就不会引起该病，这个因素被称为必需病因（Necessary Cause）。充分病因中必然包含必需病因，必需病因的作用在时间上必须是在疾病发生之前，必需病因常常是感染性致病因子。因此，在慢病病因中一般没有必需病因。临床上有许多疾病，特别是 NCD，病因不明，既不能明确充分病因，又无法确定必需病因。

二、慢病病因学

（一）慢病风险因子概念

风险因子（Risk Factors）是把那些与慢病的发生有正联系，但其本身又不是充分病因与必需病因的因子称为"风险因子"。一种风险因子（如吸烟）可能与许多种慢病有联系，而一种慢病（如冠心病）又可能与许多风险因子有关。流行病学目前已可以测定每种风险因子在该疾病发生中作用的大小，以及消除一种风险因子后可使该病减少多少，在实施一些慢病预防规划中，风险因子是一项很有实践意义的概念。

慢病风险因子与单纯生物致病因子（病毒、细菌、真菌、支原体等），单纯物理性致病因子（创伤、冲击伤、辐射伤、电伤等）以及单纯化学性致病因子（重金属中毒、化学制剂损伤等）不同，从识别难易程度分显性风险因子与隐性风险因子，从体内与体外角度分内在风险因子与外在风险因子之别，从作用时间长短频度上分持续性风险因子、间断性风险因子、促发性风险因子。单一风险因子很难致病，一般需要多种慢病风险因子按照不同矩阵组合、协同作用，效应叠加达到一定阈值，产生致病效果（多因子回归或神经网络模型）；单一慢病风险因子要成为致病因子需要一定的频度与强度组合（慢病致病因子 = 风险因子频度 × 强度 × 时间 > 阈值），经过一定的时间作用，需要达到一定的临界值。

（二）流行病学病因观

从慢病控制与预防策略出发，当其他因素不变，某因素增加或减少，可以使某病在人群中发生增加或减少，该因素即可成为该病的病因。这种观点的意义在于，我们不必把慢病充分病因中各个病因成分全部搞清楚，而针对已经清楚的病因进行干预，就可以降低慢病发生率以及开展慢病防治工作。

根据流行病学观点，慢病病因有四类因素，它们每种都可能是必需因素，但每种单独则很少是引起慢病的充分病因：①易患因素（Predisposing Factors）；②诱发因素（Enabling Factors）；③速发因素（Precipitating Factors）；④加强因素（Reinforcing Factors）。

（三）风险因子作用时空分类

在慢病发生发展的历程中，慢病风险因子包括：全程风险因子，短程风险因子，一过性风险因子（促发因子）；前期风险因子，中期风险因子，后期风险因子；环境风险因子，社会风险因子，个体内在风险因子。从能量学角度讲，慢病风险因子皆为负能量信息体。

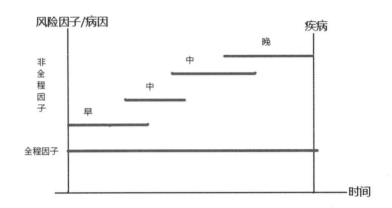

图 153　慢病风险因子具有不同的时间效应与分类

（四）病因的相互作用（Interaction）

当两种或多种病因共同起作用时，其作用大小有两种可能：一种是类似这几种病因分别作用的相加；而常见的则是其大小高于这几种病因分别作用的相加。比如，冠心病的三个主要病因（吸烟、高血压、高脂血症）均具备时，冠心病的发病率，远比仅具有一种病因的三项发病率之和为高。因此，消除一种病因就可以大量减少发生该病的可能。

（五）病因网络模型

人体各部分之间（分子、DNA、细胞、组织、器官、系统），人体与社会环境之间，人体与自然环境之间，通过各种信息沟通与影响机制（能量、分子等）相互联系，相互制约，形成一个不可分割"天人合一，形神一体"的整体，构成极其复杂的病因网络。

慢病是多病因编构性疾病，病因结构复杂，内因与外因并存，显性病因与隐性病因并重，病因作用时序不同、矩阵不同、构象不同，表现为病因网络致病模型。

病因按时间先后连接起来构成一条病因链，多个病因链交错连接起来形成一张病因网络，各个医学研究领域所涉及的病因链可能只是病因网络中的一个环节或一个部分，只有综合起来，才能看清病因全貌。

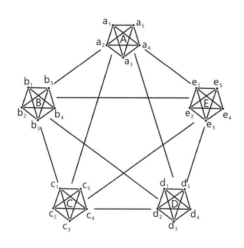

机体正常状态示意图

图 154 生命系统具有自修复功能。系统各个子系统和各个状态变量之间相互联系、相互制约，维持着人体生命心身能整体动态平衡。这种平衡稳定性在于，外界输入如果引起某个状态变量发生不大的偏离，其他状态变量就会使其向正常状态恢复

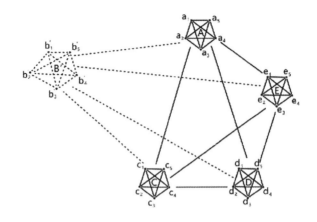

在b₂ 的作用下，B偏离到B'

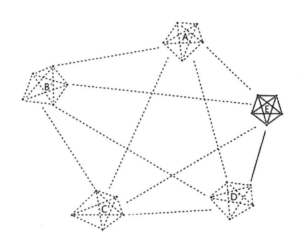

在B' 的作用下，整个系统发生偏离的示意图

图155 如果作用于某一个状态变量的慢病风险因子组合过强或持续时间过长，超过系统维持稳定平衡的能力，即各个子系统的状态变量的相互作用不足以使其恢复正常值区间，而且，它会使其他变量也产生不同程度的偏移，各个子系统的平衡被打破，就会产生慢病状态

（六）慢病病因干预策略

人从出生到死亡，就是在多种病因作用下，从健康走向慢病的发展过程。慢病预防的本质就是通过对个体生命中的风险因子、致病因子与抗病因子进行全程动态干预，使其永远处于走向疾病的途中，但永远达不到疾病的终点。

病因干预的能量观：人与环境之间的关系互动、人与社会人际之间的关系互动皆为能量关系与能量互动。生命一切存在皆为能量存在，一切关系互动皆为能量互动，一切演化皆为能量演化。任何能量存在又都是正能量与负能量编构的统一体，呈现不同能量级别和不同能量形态（动作电位频幅、激素分子矩阵、免疫细胞组合），从而呈现不同能量状态。生命体内的能量信息传导与转化，不论是正能量还是负能量，总是从无形生物电与磁场等能量信息形式（认知与意识层面），通过神经内分泌细胞 DNA 编构转化，合成为小分子云能量信息形式（情绪与激素层面），再作用于生命功能系统细胞 DNA 感受系统，进一步编构转化为有形的功能性或和结构性大分子能量信息形式，最终形成生命表观生理形态变化，即各种亚健康、慢病形态。

情绪变化、心理失衡、心理异常引发的自主神经神经功能紊乱是慢病的"始动"或"基础"因素，多种慢病致病因子也可以引起 APARM，但任何"外界"单一致病因子都难以造成 APARM 系统性变化，无法累及系列细

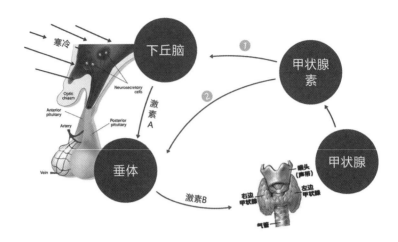

图156 寒冷会引起内分泌与细胞行为学改变

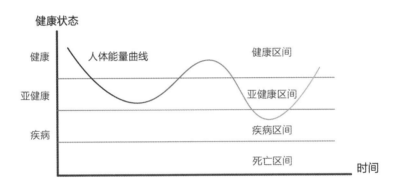

图157 健康状态与能量状态关系

胞行为学变化。慢病状态下的幽门螺杆菌（Hp）、人乳头瘤病毒（HPV）感染，可能是慢病发生发展过程中，在生命心身能整体异常变化下适宜其生长的条件致病因子，而不是必需致病因子，针对他们的治疗对慢病防治会有一定效果，但不是关键与核心，属于治标之举，这些病因是慢病发展过程中进一步生长出来的促进病因，并可以进一步促进疾病发展与恶化，这些条件致病因子可以形成一个链条，相互叠加、循环往复、螺旋上升。

三、慢病风险因子分类

凡是能够造成自主神经功能紊乱或与自主神经功能紊乱密切相关的因素皆为慢病风险因子，慢病风险因子可分为：①不良生活方式；②不良心理因素；③不良情绪与情感；④不良生活事件；⑤不良自然环境；⑥生物医学亚健康状态；⑦中医偏颇体质状态。

（一）不良生活方式（Unhealthy Life Style）

不良生活方式的定义：

· 与负性情绪密切相关的生活方式。

· 可引起负性情绪的生活方式。

· 可导致生物钟节律紊乱的生活方式。

· 可造成器官功能或体力透支的生活方式。

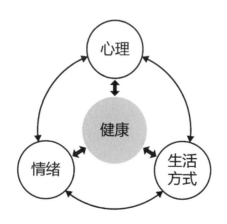

图 158　生活方式与心理、情绪密切相关

良好的生活方式产生良好的心理情绪，可以促进健康、预防慢病。

常见不良生活方式有生活不规律、饮食无节制、烟酒过度、运动不适度、纵欲过度。

（二）不良心理（Harmful Psychological Predispostion）

1. 抑郁障碍

（1）概念：抑郁障碍是一种常见的心境障碍，可由各种原因引起，以显著而持久的心境低落为主要临床特征，且心境低落与其处境不相称，临床表现可以从闷闷不乐到悲痛欲绝，甚至发生木僵；部分病例有明显的焦虑和运动性激越；严重者可出现幻觉、妄想等精神症状。多数病例有反复发作的倾向，每次发作大多数可以缓解，部分可有残留症状或转为慢性。

抑郁障碍主要包括抑郁症、恶劣心境、心因性抑郁症、脑或躯体疾病患者伴发抑郁、精神活性物质或非成瘾物质所致精神障碍伴发抑郁、精神病后抑郁等。抑郁症至少有 10% 的患者可出现躁狂发作，此时诊断为双相障碍。

（2）临床表现：抑郁障碍的临床表现有不少划分方法，但无一被广泛接受。有人认为，其症状大致可归为三类：a. 正常体验的夸张，例如悲伤或内疚感，当这些体验强烈、频度高，或者与环境刺激或心理状况明显不相称时被视为症状；b. 正常能力的损害，例如丧失快乐感、兴趣感；c. 由其他症状演变而来，例如严重的自责

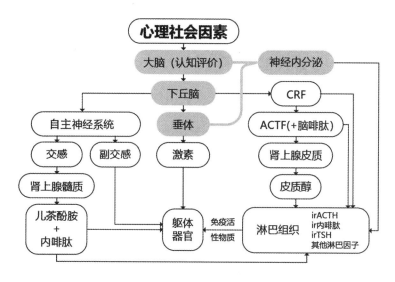

图 159　持续存在的心理情绪因素是致病与慢病
发生发展的背景机制

自罪演变为罪恶妄想。另外，注意障碍和记忆障碍，其他如情感、精力、思维等方面的异常，以及躯体症状等，被称为抑郁障碍的相关症状（MUS）。

①痛苦的情感体验

抑郁情绪：它是抑郁障碍的背景症状。多数人将抑郁情绪定义为悲伤、痛苦或沮丧。这种情绪非常痛苦和压抑，无明显原因所致。常将抑郁情绪的特殊性质描述为好像一团乌云降临，甚至阴雨连绵。患者感觉心情沉重，自己易被痛苦压垮，毫无原因地流泪。极度不愉快常使思维带有抑郁色彩，患者将此体验为沮丧、无望、绝望、不满足、孤独、无欲等。有些患者会巧妙地掩饰他们的情绪变化，仅有极少数患者主动叙述自己的抑郁情绪。严重的抑郁障碍常大悲无泪，处于麻木状态。

焦虑：焦虑是抑郁障碍常见的伴发症状之一。焦虑被体验为一种不安的预兆，好像可怕的事情将要发生。患者常常伴随一些自主神经系统症状即 MUS，包括口干、心悸、发抖、出汗、面部潮红、低热，以及胃部不适感、胸闷、气短、呼吸困难、窒息感等。这些症状非常明显，以致被误认为躯体疾病的表现，这样又会加重焦虑。焦虑可能进一步发展为惊恐发作和恐怖性回避。很多患者早上很早醒来，出现焦虑性沉思和躯体症状，感到自己难以面对即将开始的一天，这是诊断抑郁障碍的一项有用指标。

激越与异常行为：指伴有运动不安的严重焦虑。患者感到焦虑、不安，自述不能安静下来。患者可能不停地绞手指，或慌乱地找一件物品，或不断地变换位置，严重时完全不能坐下来，不停地踱步，或不断地扯自己的衣服。儿童常表现为多动症、学习障碍等。

易激惹：伴随着悲伤和恐怖，抑郁障碍患者可有易激惹的情况，即当面临挫折时产生烦恼和愤怒的阈值降低，表现为自我压抑的释放，或争辩、吼叫、争吵、情绪失控、扔砸东西，或采取暴力等过激行为。

情绪波动：抑郁障碍患者的情绪波动很常见，情绪变化非常突然、剧烈。50% 患者的情绪变化有节律性，其中大多数患者上午情绪最差，但有的患者在下午三四点钟或晚上情绪最低落。

②正常能力的受损

快感丧失：失去享受快乐的能力。这是抑郁障碍第二个常见的背景症状。快感丧失的人即使是在有高兴的事情发生时仍然不能体验到快乐，他们不会为好天气、受到赞扬、游戏中获胜或意外的横财而高兴，也享受不到与朋友在一起及从事自己所爱好的活动时的快乐。

兴趣丧失：兴趣丧失是指兴趣爱好的范围减少、强度减弱，表现在工作和生活、消遣娱乐、探求知识、对衣食及外表的追求等方面。

精力丧失：患者感到没有精力，似乎生命之泉行将枯竭，什么也不想干，根本没有动力，即使勉强做点什么也感到力不从心和十分困难，实际上什么也做不好、做不成。患者有时也想到必须振作精神，可怎么也振作不起来。

迟滞：约50%抑郁障碍患者感到行为缓慢。可表现在很多方面，如走路非常慢，整个检查过程中呆坐不动。患者的语言缓慢、犹豫，显得有气无力，每一句话都很简短。应答也很迟缓，需要较长时间才能做出回答，每个词句之间也有很长的停顿。精力缺乏、思考困难和行动迟滞被称为精神活动抑制。

思考能力下降、注意力受损：抑郁障碍患者的思考困难表现在难于做出决定、思维反刍、注意力保持困难等。在启动和组织思维、回忆等方面也很困难。记忆丧失也是常见表现，患者不能运用过去的知识，常忘记了东西放在哪里。难以做出决定，有时可表现为患者在思考最简单的事情时也显得犹豫不决。

③躯体症状（MUS）

食欲/体重下降：患者一般都对饮食缺乏兴趣，觉得食物没有味道，偶尔出现食欲增强，或发作性的饥饿感和暴食。体重下降最常见的原因是食欲减退，而非节食或躯体疾病所致。有时体重下降但没有明显的进食量减少。约10%的抑郁发作出现明显的体重增加，同时伴有睡眠增多的症状。

睡眠障碍：大多抑郁患者有某种形式的睡眠障碍，可表现为入睡困难、睡眠不深、易醒，典型为早醒。有的次日醒来后很晚才起床，有的可能整日卧床不起，持续几天，甚至几个星期。临床上也可见到少数患者出现睡眠过多。

性欲缺乏：尽管性欲缺乏很常见，但患者却很少主动谈及。抑郁障碍患者常有性欲下降，表现为性交频率减少，男性阳痿，女性性快感缺乏，重症抑郁可并发闭经。极少数患者性欲增强。

④思维内容障碍：除了悲伤和抑郁情绪、兴趣减退、精力缺乏、思维联想障碍和躯体不适等症状以外，患者常有思维内容的异常，包括病态的先占观念和判断障碍等。严重的思维内容异常可产生超价观念和妄想，甚至使思维内容具戏剧性、古怪等特点。

认知异常：认知异常的内容可涉及过去、现在和未来，也可关系到自身或外界。患者思及过去时有明显的自责和自罪，想到现在则感到无助、无价值。在患者看来，外部世界毫无用处，缺乏意义，甚至对自己有害。患者对未来充满忧虑、悲观、无望、虚无渺茫。患者一般都有轻生想法，随之产生自杀观念。当突然感到无望和绝望时，患者容易出现自杀行为。

自罪观念和自罪感：自罪感是抑郁障碍最引人注目的特征之一，75%的患者有不同程度的自罪感或自罪观念，患者常因为一些别人看来不严重的事责怪自己，或感到别人在指责自己，严重者出现罪恶妄想。

无价值感和自我贬低：抑郁障碍患者过分低估自己的能力和价值，可以宽容他人，但严于律己做得明显过分，不相信自己有优点。重症抑郁患者认为自己一无是处，一钱不值。

疑病：抑郁障碍患者认为有许多理由感到自己患了躯体疾病。患者可能因为情绪低落、食欲差和疲乏而联想到自己现在患有躯体疾病；也会将抑郁情绪或肌肉紧张等感受视为头痛、胸痛；患者还会将焦虑发作时的自主神经症状视为自己患有躯体疾病的表现，当惊恐发作时则担心自己可能会死亡。随着对外部环境的兴趣下降，患者对自身躯体的感受性升高，出现先占观念，担心自己患了重病。

无望－厌世感：患者感到前途黯淡，生活没有目标，活下去没有意义（厌世）。想到几乎没有康复的希望，更多的痛苦和烦闷接踵而至，自杀的想法萦绕于脑海，甚至变成自杀企图。认为一切希望破灭以后，患者自然地要选择自杀，只有这样才能使自己从难以忍受的痛苦中解脱，补偿自己的罪过。自杀行为发生前可能有一些先兆，如出现即将与去世亲人重逢的想法、写遗书、安排后事、行为谨慎、提防别人发现自己的动机等。严重者担心自杀会影响到孩子和父母，从而自杀前先杀死这些亲人。

妄想：有时严重的认知障碍会导致妄想，主要有 5 种类型的妄想，包括罪恶妄想、贫穷妄想、疑病妄想、灾难妄想、虚无妄想。一般而言，抑郁障碍的这些妄想与情绪协调，有时也可出现被害妄想、嫉妒妄想和躯体变形妄想等其他与情绪不协调的妄想内容。

（3）抑郁自评量表（SDS）

①简介：抑郁自评量表（Self-rating Depression Scale，SDS）由 William W. K. Zung 于 1965 年编制，为美国教育卫生福利部推荐的用于精神心理学研究的量表之一，由量表协作研究组张明园（中华医学会精神医学分会主任委员）、王春芳等于 1986 年对我国 1340 例正常人进行分析评定修订中国常模。该量表因使用简便，应用颇广。本测验为短程自评量表，操作方便，容易掌握，不受年龄、性别、经济状况等因素影响，应用范围颇广，适用于各种职业、文化阶层及年龄段的正常人或各类精神病患者，包括青少年患者、老年患者和神经症患者，也特

别适用于综合医院及早发现抑郁症患者。但如受试者文化程度较低或智力水平稍差则不能进行自评。目前在各大医院中被广泛使用。

②注意事项

·SDS 主要用于评定有抑郁症状的成年人，心理咨询门诊及精神科门诊或住院精神病患者均可使用，对于严重阻滞症状的抑郁患者，评定有困难。

·关于抑郁症状的临床分级，除参考量表分值以外，主要还应根据临床症状，特别是重要症状的程度来划分，量表总分值仅能做一项参考指标而非绝对标准。

③指导语：本测验用于衡量抑郁状态的轻重程度及其在干预治疗前后的变化，不受年龄、性别、经济状况等因素影响，应用范围很广，适用于各种职业、文化阶层及年龄段的人群。本测验有 20 条题目，每条题目后面有四个时间频度选项，请您仔细阅读每一条题目，根据您本周内的感觉，选择一个符合您的程度作答，建议您在 5 ~ 10 分钟完成测验。

④题　目

抑郁自评量表（SDS）

项目	偶尔或无	有时	经常	持续
1. 我觉得闷闷不乐，情绪低沉。	1	2	3	4
2. 我觉得一天之中早晨最好。	4	3	2	1
3. 我一阵阵哭出来或觉得想哭。	1	2	3	4
4. 我晚上睡眠不好。	1	2	3	4

项目	偶尔或无	有时	经常	持续
5. 我吃得跟平常一样多。	4	3	2	1
6. 我与异性密切接触时和以往一样感到愉快。	4	3	2	1
7. 我发现我的体重在下降。	1	2	3	4
8. 我有便秘的苦恼。	1	2	3	4
9. 我心跳比平常快。	1	2	3	4
10. 我无缘无故地感到疲乏。	1	2	3	4
11. 我的头脑跟平常一样清楚。	4	3	2	1
12. 我觉得经常做的事情并没有困难。	4	3	2	1
13. 我觉得不安而平静不下来。	1	2	3	4
14. 我对将来抱有希望。	4	3	2	1
15. 我比平常容易生气激动。	1	2	3	4
16. 我觉得作出决定是容易的。	4	3	2	1
17. 我觉得自己是个有用的人,有人需要我。	4	3	2	1
18. 我的生活过得很有意思。	4	3	2	1
19. 我认为如果我死了,别人会生活得好些。	1	2	3	4
20. 平常感兴趣的事我仍然照样感兴趣。	4	3	2	1

⑤评分标准：把各题的得分相加为粗分，粗分乘以1.25，四舍五入取整数即得到标准分（T分）。抑郁评定的临界值为 T 分 50，分值越高，抑郁倾向越明显。

（4）临床常用抗抑郁药物

常用抗抑郁药物的分类和剂量范围

分类	药名	剂量范围
三环类抗抑郁药（TCA）	米帕明（imipramine）	100～300mg/d
	氯米帕明（clomipramine）	100～300mg/d
	阿米替林（amitriptyline）	100～300mg/d
	多塞平（doxepin）	100～300mg/d
	马普替林（maprotiline）	100～225mg/d
单胺氧化酶抑制剂（MAOI）	吗氯贝胺（moclobemide）	300～600mg/d
选择性5-羟色胺再摄取抑制剂（SSRI）	氟西汀（fluoxetine）	20～60mg/d
	帕罗西汀（paroxetine）	20～60mg/d
	氟伏沙明（fluvoxamine）	100～300mg/d
	舍曲林（sertraline）	50～200mg/d
	西酞普兰（citalopram）	20～60mg/d
	艾司西酞普兰（escitalopram）	10～20mg/d
NE、5-羟色胺再摄取抑制剂（SNRI）	文拉法辛（venlafaxine）	75～225mg/d
	度洛西汀（duloxetine）	60～120mg/d
NE及DA再摄取抑制剂（NDRI）	安非他酮（bupropion）	300～450mg/d
5-羟色胺受体拮抗剂/再摄取抑制剂（SARI）	曲唑酮（trazodone）	150～300mg/d
α_2肾上腺素受体阻滞剂	米安色林（mianserine）	30～150mg/d
	米氮平（mirtazapine）	15～45mg/d
褪黑素能抗抑郁药	阿戈美拉汀（agomelatine）	25～50mg/d

①常用抗抑郁药物

三环类抗抑郁药（TCA）：为经典的抗抑郁药，包括丙咪嗪、阿米替林、氯丙咪嗪和多塞平。在精神科仍是常用药物，因为有抗胆碱能及抗组胺等不良反应，有心脏毒性、镇静作用及过量急性中毒等缺陷，伴有躯体疾病者与老年患者不宜使用，故非精神科医师不便使用。

选择性 5 - 羟色胺再摄取抑制剂（SSRI）：是治疗抑郁障碍的一线药物，常用药物氟西汀、帕罗西汀、舍曲林、氟伏沙明、西酞普兰、艾司西酞普兰。

5 - 羟色胺和 NE 再摄取双重抑制剂（SNRI）：文拉法辛、度洛西汀，相对单纯的抑制 NA 和 5 - 羟色胺的再摄取，具有良好的抗焦虑和抗抑郁作用。

NE 能与特异性 5 - 羟色胺能抗抑郁剂（NaSSA）：米氮平，具有双重作用机制的 5 - 羟色胺阻滞抗抑郁药物，起效相对更快，疗效好，且对抑郁患者的睡眠改善有效。

②治疗原则

·诊断要确切。

·全面考虑患者症状特点、年龄、躯体状况、药物的耐受性、有无并发症，因人而异的个体化合理用药。

·剂量逐步递增，尽可能采用最小有效量，使不良反应减至最少，从而提高服药依从性。

·小剂量疗效不佳时，根据不良反应和耐受情况，增至足量（有效药物上限）和足够长的疗程（>4~6周）。

·如仍无效，可考虑换药，换用同类另一种药物或作用机制不同的另一类药。

·尽可能单一用药，应足量、足疗程治疗。当换药治疗无效时，可考虑两种作用机制不同的抗抑郁药联合使用。一般不主张联用两种以上抗抑郁药。

·治疗前向患者及家人阐明药物性质、作用和可能发生的不良反应及对策，争取他们的主动配合，能遵医嘱按时按量服药。

·治疗期间密切观察病情变化和不良反应并及时处理。

·在药物治疗基础上辅以心理治疗，可望取得更佳效果。

·积极治疗与抑郁共病的其他躯体疾病、物质依赖、焦虑障碍等。

·根据国外抑郁障碍药物治疗规则，一般推荐 SSRI、SNRI，NaSSA 作为一线药物选用。

③抗抑郁治疗新观点

·罹患癌症等重大疾病，可以使用抗抑郁药物。

·丧亲、事业挫折等，可以使用抗抑郁药物。

·抗抑郁治疗对上述境遇有效。

·抗抑郁治疗不会成瘾。

·抗抑郁治疗可以停药。

2. 焦虑障碍

把同一窝生产的两只健壮的羊羔安排在相同的条件下生活，唯一不同的是，一只羊羔边拴了一只狼，而另一只羊羔却看不到那只狼。前者在可怕的威胁下，本能地处于极其恐惧的状态，不吃东西，逐渐瘦弱下去，不久就死了。而另一只羊羔由于没有狼的威胁，没有焦虑恐惧心理状态，一直生活得很好！

（1）概念：焦虑障碍是一种高发病率的心理问题，以病态焦虑情绪体验为主要表现，在综合医院非心理科患者中十分常见。世界卫生组织（WHO）调查显示，焦虑障碍患者从病情首次发作到前往心理专科就诊的间隔时间长于其他心理问题。大多数焦虑障碍患者，会因对疾病本身的不了解而曾以躯体不适症状在非心理专科就诊。临床各科医师由于缺乏诊断和治疗心理问题的培训和经验，对此类患者常会漏诊、误诊，从而延误治疗时间和浪费医疗资源。

（2）临床表现

①焦虑障碍的临床表现

情感症状：患者表现为过分担心、不安、心里不踏实、着急、容易心烦、紧张、不放心、害怕或恐惧。外在表现可为表情急切、言语急促、心神不宁。患者警觉性和敏感性增高，常对小事失去耐心、发脾气、易抱怨。日常注意力较难集中。

躯体症状及 MUS：又称自主神经功能紊乱症状，可累及呼吸、心血管、消化、神经、泌尿等多个系统，包括口干、出汗、心悸、呼吸困难、干咳、喉咙发堵、气急、尿频、尿急、面色潮红或苍白、阵发性发冷发热、颤抖、头昏、头晕、失平衡感、四肢酸软、乏力、腹部不适、恶心、呕吐、腹泻以及各种躯体疼痛等。

运动症状：可表现搓手顿足，捶胸抓头，深长呼吸、过度换气或经常叹气，不能静坐，不停地来回走动，无目的的小动作增多。有的患者出现舌、唇、指肌的震颤或肢体震颤、发抖。

②综合医院常见的焦虑障碍

A. 惊恐障碍

惊恐发作：患者突如其来地感到惊恐不安；可伴有濒死感、失控感；常伴严重的自主神经功能紊乱症状，包括胸闷、心动过速等心脏症状，呼吸困难、气短等呼吸系统症状，晕厥及其他严重的躯体不适感。通常症状急剧加重，在10分钟内达到高峰，持续数分钟至1小时或数小时不等。患者极度恐惧，马上求救或就诊，常就诊于急诊科，但客观医学检查不能发现器质性病变，检查结果不能解释其症状（MUS）。

场所恐惧：惊恐发作有时（并不总是）会导致对某些情境或场地回避，主要因患者担心在类似场所症状再发作，或者害怕发作时不能立刻得到别人的帮助，又或者感到在类似场所发作时难以躲避人群或令人难堪。因此，惊恐障碍可分为伴场所恐惧和不伴场所恐惧两种类型。

焦虑抑郁状态：患者因为惊恐发作带来的恐惧感从而出现担心再次发作，为此出现焦虑和抑郁情绪。

B. 广泛性焦虑障碍

焦虑症状：持续、全面、过度的焦虑感。精神上的过度担心是焦虑症状的核心，表现为对未来可能发生的、难以预料的某种危险或不幸事件的经常担心。有的患者不能明确意识到他担心的对象或内容，而只是一种提心吊胆、惶恐不安的强烈的内心体验，称为自由浮动性焦虑（free-floating anxiety）。有的患者担心的也许是现实生活中可能发生的事情，但其担心、焦虑和烦恼的程度与现实很不相称，称为预期焦虑（apprehensive expectation）。患者常有恐慌的预感，终日心烦意乱，忧心忡忡，坐卧不宁，似有大祸临头之感，常伴注意力不集中。

躯体表现（MUS）：胃肠道不适，呼吸困难，心悸，尿频尿急，口干，耳鸣，头晕，头痛，肌肉紧张感，肌肉酸痛等等。

睡眠障碍：失眠，夜惊。

其他症状：常合并疲劳、抑郁、偏执、敏感、强迫、敌对、恐惧及人格解体等症状，但这些症状常不是疾病的主要临床症状。

综合医院就诊的焦虑障碍患者通常以躯体症状（MUS）主诉为主，常见的表现有胸痛（33%）、腹痛（31%）、头痛（28%）和疲乏（26%）。

（3）焦虑自评量表（SAS）

①简介：焦虑自评量表（Self-rating Anxiety Scale，SAS）由 Zung 于1971 年编制，它是一个含有20 条题目，分为4 级评分的自评量表，用于评定焦虑患者的主观感受。该量表是一种分析患者主观症状相当简便的临床工具，也是咨询部门常用的一种了解焦虑症状的自评工具。

②指导语：本测验用于评定焦虑的主观感受，有非

常广泛的适用性，测验有 20 条题目，每条题目后面有 4
个时间频度选项，请您仔细阅读每一条，把意思弄明白，
然后根据您最近一周的实际情况选择适当的时间频度选
项作答。

③题　目

焦虑自评量表（SAS）

项目	偶尔或无	有时	经常	持续
1. 我觉得比平常容易紧张或着急。	1	2	3	4
2. 我无缘无故地感到害怕。	1	2	3	4
3. 我容易心里烦乱或觉得惊恐。	1	2	3	4
4. 我觉得自己可能将要发疯。	1	2	3	4
5. 我感到一切都很好，也不会发生什么不幸。	4	3	2	1
6. 我手脚发抖打战。	1	2	3	4
7. 我因头痛、颈痛和背痛而苦恼。	1	2	3	4
8. 我感到容易衰弱和疲乏。	1	2	3	4
9. 我觉得心平气和，并且容易安静坐着。	4	3	2	1
10. 我觉得心跳得很快。	1	2	3	4
11. 我因为一阵阵头晕而苦恼。	1	2	3	4
12. 我有晕倒发作，或觉得要晕倒似的。	1	2	3	4
13. 我呼气、吸气都感到很容易。	4	3	2	1
14. 我的手脚麻木和刺痛。	1	2	3	4
15. 我因为胃痛和消化不良而苦恼。	1	2	3	4
16. 我常常要小便。	1	2	3	4
17. 我的手常常是干燥温暖的。	4	3	2	1
18. 我脸红发热。	1	2	3	4
19. 我容易入睡并且一夜睡得很好。	4	3	2	1
20. 我做噩梦。	1	2	3	4

④评分标准：把各题的得分相加为粗分，粗分乘以1.25，四舍五入取整数即得到标准分（T分）。焦虑评定的临界值为T分50，分值越高，焦虑倾向越明显。

（4）抗焦虑药物治疗：对于焦虑障碍急性期及中度和重度焦虑障碍患者，药物治疗是首选的治疗措施，治疗焦虑障碍的药物大致分为以下几种：

①苯二氮䓬类药物：可快速控制焦虑症状，但由于药物依赖的风险而不主张长期使用。常用的苯二氮䓬类药物有艾司唑仑、阿普唑仑、地西泮、氯硝西泮等。

常用的苯二氮䓬类药物

药名	半衰期（h）	适应证	常用剂量（mg/d）
地西泮（diazepam）	30~60	抗焦虑、催眠、抗癫痫、酒代替	5~15
氯氮䓬（chlordiazepoxide）	30~60	抗焦虑、催眠、抗癫痫、酒代替	5~30
氟西泮（fludiazepam）	50~100	催眠	15~30
硝西泮（nitrazepam）	18~34	催眠、抗癫痫	5~10
氯硝西泮（clonazepam）	20~40	抗癫痫、抗躁狂、催眠	2~8
阿普唑仑（alprazolam）	6~20	抗焦虑、抗抑郁、催眠	0.8~2.4
艾司唑仑（estazolam）	10~24	抗焦虑、催眠、抗癫痫	2~6
劳拉西泮（lorazepam）	10~20	抗焦虑、抗躁狂、催眠	1~6
奥沙西泮（oxazepam）	6~24	抗焦虑、催眠	30~90
咪达唑仑（midazolam）	2~5	快速催眠、诱导麻醉	15~30

②5-羟色胺再摄取抑制剂（SSRI）：既有抗抑郁作用，也有抗焦虑作用，无明显依赖性，如氟西汀、帕罗西汀、舍曲林、西酞普兰、艾司西酞普兰、氟伏沙明。

③去甲肾上腺素与5-羟色胺能双重再摄取抑制剂（SNRI）：同样兼具良好的抗焦虑和抗抑郁作用，如文拉法辛、度洛西汀。

④其他药物：5-羟色胺激动剂（如丁螺环酮和坦度螺酮）、β受体阻滞剂等。

（5）综合医院临床心理专科药物使用原则

·某些慢病与心身疾病患者存在较严重的焦虑、抑郁或躯体形式障碍，此时药物治疗十分必要。

·心身疾病药物使用原则：及早治疗、恰当剂量、充分疗程；合理配伍。

·常用抗焦虑药物有：地西泮、阿普唑仑、劳拉西泮、氯硝西泮、丁螺环酮、坦度螺酮等。

·常用抗抑郁药物有：丙咪嗪、阿米替林、多塞平、氟西汀、帕罗西汀、舍曲林等。

·自主神经失调者可服用谷维素。

·对难治疗的抑郁与焦虑，可加用小剂量抗精神病药：利培酮、奥氮平、喹硫平等。

（6）抗抑郁抗焦虑药——黛力新

【成分与结构】黛力新是小剂量氟哌噻吨与小剂量美利曲辛的合剂。

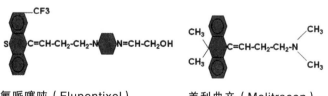

氟哌噻吨（Flupentixol）　　　美利曲辛（Melitracen）

【黛力新适应证】

·焦虑、抑郁性神经症。

·自主神经功能紊乱。

·多种焦虑、抑郁状态。

·多种顽固性、慢性疼痛。

【临床应用】

神经科：神经衰弱，焦虑性、抑郁性神经症，疑病性神经症，自主神经功能紊乱，脑器质性疾病伴发的抑郁，老年性抑郁，反应性抑郁，偏头痛，紧张性头痛，三叉神经痛。

内科：心脏神经症，胃肠道神经症，其他疾病伴发的抑郁及焦虑状态，如消化性溃疡、糖尿病、高血压、支气管哮喘、溃疡性结肠炎。

外科：手术前的焦虑，严重创伤和手术继发的焦虑和抑郁，性病恐惧症。

妇产科：更年期综合征，经前期综合征，妇产科术前焦虑、恐惧，术后焦虑、抑郁。

五官科：伴情绪改变的口腔溃疡。

精神科：多种焦虑抑郁状态，如慢性酒精中毒和药物成瘾时焦虑和抑郁、心境恶劣。

【用量与用法】（起效时间：3~5天）

成人：每天2片，早晨一次顿服或早晨及中午各服1片。

严重病例：每天3片，早晨2片，中午1片，口服。

老年患者：每天 1 片，早晨口服。

维持剂量：每天 1 片，早晨口服。

【黛力新对临床各科疾病的疗效】

应用科室	疾病名称	治愈数/病例数	总有效率
神经科	神经症	375/397	94%
	顽固性失眠	25/28	89%
	脑卒中后抑郁	共 162 例	$P < 0.01$
	伴焦虑抑郁的偏头痛	共 68 例	$P < 0.01$
消化科	功能性消化不良	155/160	97%
	肠易激综合征	112/114	98%
心血管科	伴有心理障碍的心血管病	56/62	90%
	心脏神经症	20/22	90%
妇产科	更年期综合征	27/30	90%
其他	躯体化障碍	43/46	93%
	酒精中毒焦虑抑郁症状	61/62	98%

【与同类药物相比黛力新在综合科室应用优势】对非精神专科医生，黛力新容易上手，用药没有太多禁忌，这得益于它的以下优点：

· 作用谱广，抗焦虑同时抗抑郁，可广泛用于轻中度焦虑抑郁。

· 副作用少，无耐药、成瘾、嗜睡等副作用，消化道副作用较少，长期用药相对安全。

· 抗焦虑抑郁同时有精神振奋作用。

· 起效 3~5 天，相对较快，患者顺应性好。

· 价格合理。

3. 不良意识（负性认知、想法、欲念）

大脑是意识中枢，意识是大脑神经电磁场构象，意识是不断运动与变化的大脑能量信息活动总和，心理是意识的表观现象（显意识），意识大于心理并超越心理范畴。大脑是知、情、意生成场，每个神经元相当于一个芯片，会同时接受正负两种动作电位信号，经过解析、重新组合成新的动作电位向下释放传导，与下游1000个神经元进行信息交互，每一个动作电位都是正负能量信息的不同构象集合体，产生不同效应，万亿动作电位信息集合成不同意识状态，生成不同生物学效应，意识主要以潜在能量信息场态形式（潜意识）存在，具有不同构象。不良意识本质是大脑神经系统不良动作电位集合，必然通过自主神经系统、内分泌系统传导与转化，对靶细胞产生不良功能效应，最终对人体健康状态产生不良影响。

（三）不良情绪与情感（Negative Emotion）

不良情绪与情感包括郁闷与悲伤、生气与愤怒、忧愁与不安、恐惧与惊恐、憎恨与仇恨。

（四）不良生活事件（Life Stressers）

不良生活事件指可引起不良情绪与负性情感的社会生活事件，包括离异、丧偶、失业、诉讼、天灾人祸。

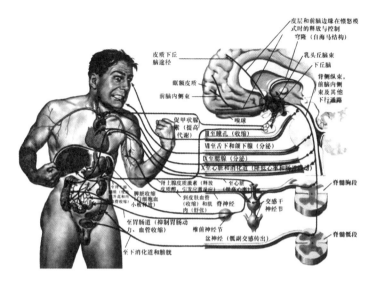

图 160 愤怒的自主神经生理反应示意图

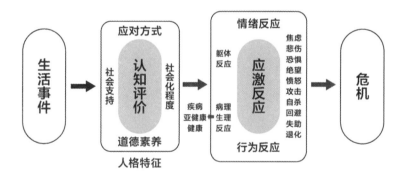

图 161 生活事件可以转化为危机，但更多转化为生理事件

（1）生活事件量表（LES）

①简介：生活事件量表（Life Events Scale，LES），是由我国心理学家杨德森、张亚林于 1986 年编制的量表和调查表，已在国内临床和研究中应用。LES 是自评量表，含有 48 条我国常见的生活事件，包括三个方面的问

题。一是家庭生活方面（有28条），二是工作学习方面（有13条），三是社交及其他方面（7条）。另设有两条空白项目，供填写当事者已经经历而表中并未列出的某些事件。

LES适用于16岁以上的正常人、神经症、心身疾病、各种躯体疾病患者以及自知力恢复的重性精神病患者。主要用于神经症、心身疾病、慢病病因学研究，指导心身整体诊疗。

②指导语：该测试是评估您最近一年内遇到的或长期性生活事件对您的影响。请您根据个人情况自行判断事件的好坏，并根据实际情况选择这些事件对您在精神上的影响程度（体验为紧张、压力、兴奋或苦恼等），以及影响持续时间和该事件在这一年内发生的次数（若为长期性事件，则选择事件持续的时间）。答案无好坏对错之分，为了评估您的真实情况，请务必如实回答。

③题目（见下页表）

④计分方法与结果解释

A. 一过性的事件如流产、失窃要记录发生次数，长期性事件如住房拥挤、夫妻分居等不到半年记为1次，超过半年记为2次。影响程度分为5级，从毫无影响到影响极重分别记0、1、2、3、4分。影响持续时间分3个月内、半年内、1年内、1年以上共4个等级，分别记1、2、3、4分。

生活事件名称	事件发生时间				性质		精神影响程度					影响持续时间				备注
	未发生	1年前	1年内	长期性	好事	坏事	无影响	轻度	中度	重度	极重	3个月内	半年内	1年内	1年以上	
举例：房屋拆迁			√			√		√					√			
家庭有关问题																
1. 恋爱或订婚																
2. 恋爱失败、破裂																
3. 结婚																
4. 自己（爱人）怀孕																
5. 自己（爱人）流产																
6. 家庭增添新成员																
7. 与爱人父母不和																
8. 夫妻感情不好																
9. 夫妻分居（因不和）																
10. 夫妻两地分居（工作需要）																
11. 性生活不满意或独身																

12. 配偶一方有外遇							
13. 夫妻重归于好							
14. 超指标生育							
15. 本人（爱人）作绝育手术							
16. 配偶死亡							
17. 离婚							
18. 子女升学（就业）失败							
19. 子女管教困难							
20. 子女长期离家							
21. 父母不和							
22. 家庭经济困难							
23. 欠债 500 元以上							
24. 经济情况显著改善							
25. 家庭成员重病、重伤							
26. 家庭成员死亡							
27. 本人重病或重伤							
28. 住房紧张							

工作学习中的问题

29. 待业、无业						
30. 开始就业						
31. 高考失败						
32. 扣发奖金或罚款						
33. 突出的个人成就						
34. 晋升、提级						
35. 对现职工作不满意						
36. 工作学习中压力大（如成绩不好）						
37. 与上级关系紧张						
38. 与同事邻居不和						
39. 第一次远走他乡异国						
40. 生活规律重大变动（饮食睡眠规律改变）						
41. 本人退休离休或未安排具体工作						
社交与其他问题						
42. 好友重病或重伤						
43. 好友死亡						

44. 被人误会、错怪、诬告、议论						
45. 介入民事法律纠纷						
46. 被拘留、受审						
47. 失窃、财产损失						
48. 意外惊吓、发生事故、自然灾害						
如果您还经历过其他的生活事件，请依次填写						
49.						
50.						

B. 生活事件刺激量的计算方法

·某事件刺激量 = 该事件影响程度分 × 该事件持续时间（分钟）× 该事件发生次数。

·正性事件刺激量 = 全部好事刺激量之和。

·负性事件刺激量 = 全部坏事刺激量之和。

·生活事件总刺激量 = 正性事件刺激量 + 负性事件刺激量。

C. LES 总分越高反映个体承受的精神压力越大。95% 的正常人一年内的 LES 总分不超过 20 分，99% 的不超过 32 分。负性事件的分值越高对心理健康的影响越大；正性事件分值的意义尚待进一步的研究。

（2）生活事件的量化研究

生活变化单位（Life Change Units，LCU）反映生活事件可能引起的应激强度。

LCU 与健康的关系

一年 LCU 累计值	> 300	150 ~ 300	< 150
次年患病率	86%	50%	可能健康

（五）生活工作压力

主要指主观感觉与内在体验到的压力。

（1）压力自评量表

①简介："压力"是指由刺激引起的伴有躯体功能及心理活动改变的一种身心紧张状态。在当前快节奏的生活中，每个人都有压力。它是把双刃剑，适度的压力让

人振奋，增强内在动力和活力，但是一旦过度，就可能会对人的身心健康造成影响。另外，每个人对压力的感受不同，同样的事件对不同的人可能造成不同程度的压力。该测试能够评估您最近 1 个月所承受的压力水平，并为您提供压力管理策略建议。

②指导语：本测试共有 53 道题目，每道题目都是对心身状态的具体描述，请您根据自己"最近 1 个月"的真实情况选择最符合的选项。为了保证测评结果的准确性，请务必如实回答，不要有所顾虑。

③题　目

压力自评量表

	A. 没有	B. 偶尔	C. 时常	D. 常常	E. 总是
1. 最近食欲不振					
2. 最近坐立不安					
3. 最近责备自己或别人					
4. 最近不能专心做事					
5. 最近感到忧愁					
6. 最近睡一大觉后还觉得疲劳					
7. 最近心烦意乱					
8. 最近发怒					
9. 最近心慌					
10. 最近感到胸闷、憋气					
11. 最近感觉未来没有希望					
12. 最近食量增大					
13. 最近对很多事情过分担心					
14. 最近在很多事情上依赖别人					

续表

	A. 没有	B. 偶尔	C. 时常	D. 常常	E. 总是
15. 最近考虑问题理不清头绪					
16. 最近发牢骚					
17. 最近腹泻或便秘					
18. 最近感冒					
19. 最近头痛					
20. 最近反应变迟钝					
21.（男）最近性能力下降 （女）最近月经失调					
22. 最近觉得自己没用					
23. 最近不爱说话					
24. 最近吸烟量增加					
25. 最近眼睛疲劳					
26. 最近觉得生活没意思					
27. 最近陪伴家人的时间减少					
28. 最近一做事就觉得累					
29. 最近对性失去兴趣					
30. 最近情绪低落					
31. 最近胃部不舒服					
32. 对以前喜欢的事情提不起兴趣					
33. 最近感到胸痛					
34. 最近嗓子疼					
35. 最近无缘无故地感到害怕					
36. 最近有自虐行为					
37. 最近耳鸣					
38. 最近想要不要结束生命					
39. 工作中出现失误，就觉得是自己的问题					
40. 最近口腔溃疡					

续表

	A. 没有	B. 偶尔	C. 时常	D. 常常	E. 总是
41. 最近手脚发冷					
42. 最近记忆力下降					
43. 最近有快要崩溃的感觉					
44. 最近肩、颈、背部僵硬酸痛					
45. 最近想摔东西					
46. 最近想哭					
47. 最近睡得不好					
48. 最近高兴不起来					
49. 最近腹部胀痛					
50. 最近容易紧张					
51. 最近对别人或小动物有粗暴行为					
52. 最近感到孤独					
53. 最近不知如何应付生活困境					

④计分方法

·量表共分两个部分，第一部分为压力对身心影响，共由4个因子组成，每个因子包含的题目为：

a. 生理：1、6、9、10、17、18、19、21、25、28、29、31、33、34、37、40、41、44、47、49。

b. 情绪：5、7、8、11、13、22、26、30、32、35、38、39、43、46、48、50、52、53。

c. 认知：4、15、20、42。

d. 行为：2、3、12、14、16、23、24、27、36、45、51。

·第二部分为计分：每题选项从 A～E 分别计 0～4 分。

·计算量表各因子均分及总均分（A），给出四个因子（生理、情绪、认知、行为）及总分等级。

·总压力（因子）水平划分标准：

a. 动力不足（正常）：1、2、3 级。

b. 正常压力水平（关注）：4、5、6 级。

c. 实施压力管理的人群（警示）：7、8 级。

d. 心理援助与恢复（崩溃）（危险）：9、10 级。

（六）环境风险因子

常见的有风、寒、暑、湿、燥等，这些因子长期作用，会引起自主神经功能紊乱或障碍（AND），启动慢病发生发展程序。环境不易改变，主要措施是对抗性或保护性预防方法，如寒湿多食辛辣、寒冷多加保暖设施、暑湿清热祛湿、注意避风润燥等。

（七）病因链风险因子

1. 失眠状态

目前，近 40% 的人群有失眠问题，失眠是慢病重要的风险因子，失眠管理与深睡眠疗法是慢病防治的重要措施与方法。

失眠障碍具有以下几个临床表现：

·睡眠潜伏期延长：入睡时间超过 30 分钟。

·睡眠维持障碍：夜间觉醒次数≥2 次或凌晨早醒（比平常和预期睡醒时间早 1 小时以上）。

·睡眠质量下降：睡眠浅，多梦。

·总睡眠时间缩短：通常少于 6 小时。

·日间功能障碍：次晨感到头昏、精神不振、嗜睡、乏力等。

2. 失眠障碍的临床诊断标准

美国精神科协会于 2013 年出版的《精神疾病诊断与统计手册》第五版关于失眠障碍的诊断标准如下：

·主诉对睡眠数量或质量不满意，伴有下列 1 项（或更多）相关症状：a. 入睡困难（儿童可表现为在没有照料者的干预下入睡困难）；b. 维持睡眠困难，其特征表现为频繁觉醒或醒后再入睡困难（儿童可表现为在没有照料者的干预下再入睡困难）；c. 早醒，且不能再入睡。

·该睡眠障碍引起临床意义的痛苦，或导致社交、职业、教育、学业、行为或其他重要功能方面的损害。

·每周至少出现 3 次睡眠困难。

·至少 3 个月存在睡眠困难。

·尽管有充足的睡眠机会，仍出现睡眠困难。

·失眠不能用其他睡眠－觉醒障碍解释，也不仅出现在其他睡眠－觉醒障碍的病程中。例如，发作性睡病、与呼吸相关睡眠障碍、昼夜节律睡眠－觉醒障碍、异态睡眠。

·失眠不能归于某种物质（例如，滥用的毒品和药物）的生理效应。

·共存的精神障碍和躯体疾病不能充分解释失眠的

主诉。

3. 失眠障碍分类标准

·入睡困难：入睡潜伏期≥30分钟。

·睡眠不实：觉醒次数过多，时间过长，全夜≥5分钟的觉醒次数2次以上，全夜觉醒时间≥40分钟，觉醒时间占睡眠总时间的10%以上，觉醒多发生于非眼球快速运动（NREM）睡眠的第1、2期。

·睡眠表浅：NREM睡眠的3~4期减少，不足睡眠总时间的10%，眼球快速运动（REM）睡眠比例减少，睡眠深度不足。

·早醒：比平时提前30分钟。

·睡眠不足：睡眠不足6.5小时，睡眠效率≤80%。

·睡眠结构失调：NREM/REM睡眠周期<3次，比例失调，假性失眠。

（1）匹兹堡睡眠质量指数（PSQI）

①简介：流行学研究表明15%~35%的成人中有睡眠质量问题。睡眠质量问题不仅与多种精神障碍的发生发展有关，而且也是多种躯体疾病、意外事故和死亡发生的高危因素。睡眠质量包括睡眠的质和量两个部分，如何客观地评价睡眠质量是睡眠科学研究的重要课题，美国匹兹堡大学精神科医生Buysse博士等在综合前人文献和有关测试工具的基础上，克服现有测试工具的不足，于1989年编制了匹兹堡睡眠质量指数（Pittsburgh Sleep Quality Index，PSQI），以52名健康者、62名睡眠障碍患

者和 54 名抑郁症患者为测试对象验证了该量表的信效度，用于睡眠质量评价的临床和基础研究。

刘贤臣等于 1996 年将该量表译成中文，并以 112 名正常成人、560 名大学生，以及 45 例失眠症、39 例抑郁症和 37 例神经症患者为测试对象，验证了该量表的心理测量品质，国内也将该量表用于多项研究。

适用于睡眠障碍患者、精神障碍患者的睡眠质量评价、疗效观察、一般人群睡眠质量的调查研究，以及睡眠质量与心身健康相关性研究的评定工具。

PSQI 用于评定受试者最近 1 个月的睡眠质量，由 19 个自评和 5 个他评条目构成，其中第 19 个自评条目和 5 个他评条目不参与计分，在此仅介绍参与计分的 18 个自评条目（详见附问卷）。受试者完成该问卷需要 5～10 分钟。

PSQI 是在多种有关评定睡眠质量的量表分析评价基础上发展而成的，具有以下特点：

· 将睡眠的质和量有机地结合在一起进行评定。

· 评定时间为 1 个月，评定时间明确具体，且有助于鉴别暂时性和持续性的睡眠障碍。

· 划分的 7 个成分不是基于统计分析，而是起源于临床实践。

· 对计量和计数条目均采用 0～3 级计分，便于统计分析和比较。

· PSQI 不仅可以评价一般人睡眠行为和习惯，更重要的是可以用于临床患者睡眠质量的综合评价。

·PSQI 与多导睡眠脑电图的测评结果相关性较高。在国内目前尚无综合评价睡眠质量的测量工具的情况下，将 PSQI 引入国内，对我国临床评定和科研有重要的参考价值。

②信效度检验：下表综述了 PSQI 发明者 Buysse 博士的信效度检验结果和刘贤臣等人国内测试结果。由该表可知，国外和国内测试结果均表明 PSQI 有较好的内部一致性，有较高的信度和效度。

PSQI 信效度检验国内外研究结果

	Buysse 等（1989）	刘贤臣等（1996）
内部一致性		
Cronbach α		
7 个成分间	0.83	0.84
各条目间条目与总分平均相关系数	0.83	0.85
7 个成分	0.58	0.72
各条目	0.45	0.56
分半信度	–	0.87
测验再测验	平均 4 周（$n=91$）	2 周（$n=30$）
PSQI 总分		
t 检验	$P>0.05$	$P>0.05$
r	0.85	0.81
7 个成分		
t 检验	除抑郁症患者睡眠障碍和日间功能障碍评分显著下降外，余成份无显著性差异	$P>0.05$

续表

	Buysse etal（1989）	刘贤臣等（1996）
r	0.65 ~ 0.84	平均 $r = 0.55$
效度检验	（1）PSQI 总分患者组显著高于对照组。 （2）以 PSQI 总分 5 为划界分，灵敏度为 89.6%，特异度分 86.5%。	（1）病例组 > 大学生组 > 健康成人组。 （2）以 PSQI 总分 7 为划界分，灵敏度为 98.3%。特异度为 90.2%。

③指导语：下面一些问题是关于您最近 1 个月的睡眠状况的，请选择或填写最符合您近 1 个月实际情况的答案。

题目：

姓名　　　性别　　　年龄　　　编号　　　日期

1. 近 1 个月，晚上上床睡觉通常是__点钟。

2. 近 1 个月，从上床到入睡通常需要__分钟。

3. 近 1 个月，通常早上__点起床。

4. 近 1 个月，每夜通常实际睡眠__小时（不等于卧床时间）。

对下列问题请选择一个最适合您的答案。

5. 近 1 个月，因下列情况影响睡眠而烦恼：

（1）入睡困难（30 分钟内不能入睡）：①无；②<1 次/周；③1~2 次/周；④≥3 次/周。

（2）夜间易醒或早醒：①无；②<1 次/周；③1~2 次/周；④≥3 次/周。

（3）夜间去厕所：①无；②<1 次/周；③1~2 次/周；④≥3 次/周。

（4）呼吸不畅：①无；②<1 次/周；③1~2 次/周；④≥3 次/周。

（5）咳嗽或鼾声高：①无；②<1 次/周；③1~2 次/周；④≥3 次/周。

（6）感觉冷：①无；②<1 次/周；③1~2 次/周；④≥3 次/周。

（7）感觉热：①无；②<1 次/周；③1~2 次/周；④≥3 次/周。

（8）做噩梦：①无；②<1 次/周；③1~2 次/周；④≥3 次/周。

（9）疼痛不适：①无；②<1 次/周；③1~2 次/周；④≥3 次/周。

（10）其他影响睡眠的事情：①无；②<1 次/周；③1~2 次/周；④≥3 次/周。

如有，请说明。

6. 近 1 个月，总的来说，您认为自己的睡眠质量：①很好；②较好；③较差；④很差。

7. 近 1 个月，您用药物催眠的情况：①无；②＜1 次/周；③1～2 次/周；④≥3 次/周。

8. 近 1 个月，您常感到困倦吗：①无；②＜1 次/周；③1～2 次/周；④≥3 次/周。

9. 近 1 个月，您感到做事情精力不足吗：①没有；②偶尔有；③有时有；④经常有。

④计分方法

18 个条目组成 7 个成分，每个成分按 0～3 等级计分，累积各成分得分为 PSQI 总分，总分范围为 0～21，得分越高，表示睡眠质量越差。总分以 7 分为划界分。

Ⅰ. 睡眠质量（Subjective Sleep Quality）

根据条目 6 的应答计分，"很好"计 0 分，"较好"计 1 分，"较差"计 2 分，"很差"计 3 分。

Ⅱ. 入睡时间（Sleep Latency）

（1）条目 2 的计分为"≤15 分"计 0 分，"16～30 分"计 1 分，"31～60 分"计 2 分，"＞60 分"计 3 分。

（2）条目 5a 的计分为"无"计 0 分，"＜1 次/周"计 1 分，"1～2 次/周"计 2 分，"≥3 次/周"计 3 分。

（3）累加条目 2 和 5a 的计分，若累加分为"0"计 0 分，"1～2"计 1 分，"3～4"计 2 分，"5～6"计 3 分，即为成分Ⅱ得分。

Ⅲ. 睡眠时间（Sleep Duration）

根据条目 4 的应答计分，"＞7 小时"计 0 分，"6～7 小时"计 1 分，"5～6 小时"计 2 分，"＜5 小时"计 3 分。

Ⅳ. 睡眠效率（Habitual Sleep Efficiency）

（1）床上时间 = 起床时间（条目 3）－ 上床时间（条目 1）。

（2）睡眠效率 = 睡眠时间（条目 4）/床上时间 × 100%

（3）成分Ⅳ计分为睡眠效率＞85% 计 0 分，"75%～84%"计 1 分，"65%～74%"计 2 分，"＜65%"计 3 分。

Ⅴ. 睡眠障碍（Sleep Disturbance）

条目 5b 至 5j 应答计分为"无"计 0 分，"＜1 次/周"计 1 分，"1～2 次/周"计 2 分，"≥3 次/周"计 3 分。累积 5b 至 5j 各条目分，若累积分为"0"，成分Ⅴ计分为 0，"1～9"为 1，"10～18"为 2，"19～27"为 3。

Ⅵ. 催眠药物（Used Sleep Medication）

根据条目 7 计分，"无"计 0 分，"＜1 次/周"计 1 分，"1～2 次/周"计 2 分，"≥3 次/周"计 3 分。

Ⅶ. 日间功能障碍（Daytime Dysfunction）

（1）条目 8 计分为"无"计 0 分，"＜1 次/周"计 1 分，"1～2 次/周"计 2 分，"≥3 次/周"计 3 分。

（2）条目 9 计分为"没有"计 0 分，"偶尔有"计 1 分，"有时有"计 2 分，"经常有"计 3 分。

（3）累积条目 8 和 9 得分，若累积分为"0"则成分Ⅶ分为 0，"1～2"为 1，"3～4"为 2，"5～6"为 3。

PSQI 总分 = 成分Ⅰ + 成分Ⅱ + 成分Ⅲ + 成分Ⅳ + 成分Ⅴ + 成分Ⅵ + 成份Ⅶ。

（八）中医偏颇体质：阳虚、阴虚、气郁

中医偏颇体质是个体生命一种异常的心身能整体状态，并呈现一定的动态发展、演化的过程，可以相互转化、相互影响。中医偏颇体质是重要的可干预治疗的慢病风险因子。中医"百病皆生于气"，"气"是个体生命心理能量现象，气沿十二经脉"左升右降"形成一个圆运动，具有升降出入聚散等功能，只有气机通畅，才能阴阳平衡。抓住核心环节进行调理治疗，以疏肝理气、调理气机、阴阳平衡为治疗基础，兼以清热、化湿、活血、散结等方法，最终实现阴平阳秘、慢病防治效果。

（九）亚健康状态：MUS、NDI、NDM、NDF

不同的亚健康状态是一类重要的慢病风险因子。

亚健康（SHS）是生命个体在各种疾病风险因子作

用下，离开健康状态，开始走向疾病，但尚未达到临床生物医学疾病诊断标准的一种中间状态：$0 < | X_1 (t) - X_1^0 (t) | < \varepsilon$（疾病阈值）；$0 < | X_2 (t) - X_2^0 (t) | < \varepsilon$（疾病阈值）。在这种状态下，机体虽然无明显疾病，但呈现出活力与适应力不同程度减退（一种心理亚健康状态或心理问题状态），进而导致机体各系统生理功能低下或和代谢改变（一种生理生化亚健康状态或非器质性功能学改变）。

亚健康的主要分类：

（1）MUS（临床难以解释的症状）：有明确的症状、有时症状感觉十分严重，困扰患者，常规体检及必要的专科检查难以明确临床疾病诊断；或者即使有一定的病理生理改变，但不足以解释这些症状，患者反复就医，反复更换医生或更换医院。MUS 在精神医学文献中亦称为躯体化（somatization），即有明显的身体症状表现，但无肯定的或足够的病理证据，与心理因素密切相关。

（2）MUI/NDI（MUI：Medical Unexplained Index-change，临床难以解释的生化指标异常；NDI：Non-Disease Index-change，非疾病诊断的指标变化）

（3）MUM/NDM（MUM：Medical Unexplained Morphological-change，临床难以解释的形态学改变；NDM：Non-Disease Morphological-change，非疾病性形态学变化）。

（4）NDF/MUF（NDF：Non-Disease Functional-change，非疾病诊断的功能异常；MUF：Medical Unexplained Func-

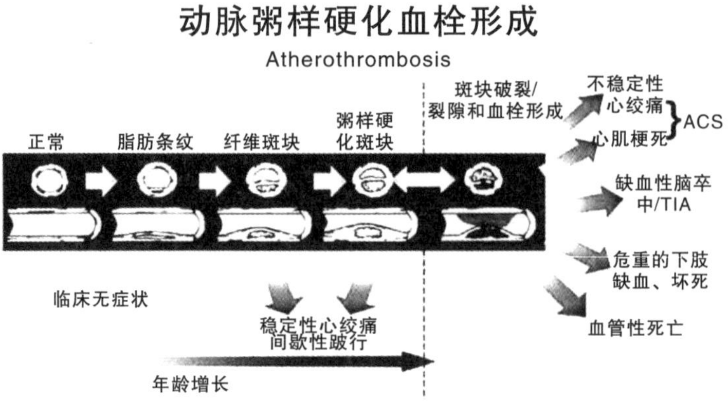

动脉粥样硬化血栓形成
Atherothrombosis

图 162 血管狭窄发生发展与不同的慢病风险

tional-change，临床难以解释的功能学改变）。

第三节 疾病风险评估概论

一、疾病风险评估

风险评估主要包括一般健康状况风险评估和慢病风险评估两种。一般健康风险评估主要是对风险因子及可能发生疾病的评估，通过评估发现主要健康问题及可能发生的主要疾病，进而对风险因子进行分层管理的过程。慢病风险评估则是指对特定慢病的发病风险进行评估或预测。

疾病风险评估模型是慢病风险评估的主要工具，主要用于识别高危人群，进行风险因子干预。疾病风险评估模型通常根据各种可能的慢病相关风险因子进行风险评分，并以风险总分的高低来判断高危人群；或者以多因素回归模型等预测未来一定时间特定的发病概率，根据概率切点判断高危人群。通过对高危人群的风险因子进行干预，以预防未来发病的可能。通过慢病风险评估为慢病高危人群提供慢病预防及自我健康管理的建议，帮助政府决策者合理开展卫生服务项目、制定切合实际的卫生服务政策等。

二、确定慢病相关的风险因子

慢病具有发病隐匿、潜伏期长、发病后不能自愈或很难治愈等特点，是目前影响人类健康的主要公共卫生问题。慢性病同时是一种可以有效预防和控制的疾病。研究显示，在英国等国家冠心病死亡率大幅度下降的原因中，其中50%～75%归因于冠心病风险因素下降。因此，确定慢病相关的风险因子，并对其进行研究，对于制定慢病防控措施具有重要意义。

三、疾病风险评估模型国内外研究现状

疾病风险评估模型是慢病风险评估的主要工具，目前许多发达国家通过慢病风险评估模型来防治多种慢病。疾病风险评估模型自20世纪90年代以来发展非常迅速。许多国家都在积极开发及验证适合自身民族特点的各种疾病的风险评估模型。较为经典的模型有Framingham冠

心病风险评估模型、乳腺癌患病风险评估模型 – Gail 模型、哈佛癌症风险评估工具、英国前瞻性糖尿病研究（UK Prospective Diabetes Study，UKPDS）风险引擎及美国得克萨斯大学安德森癌症研究中心的肺癌风险评估模型等。国内关于疾病风险评估模型的研究起步较晚，但近年来相关研究也逐步增多。

西方研究确立的慢病评估模型都是以临床生物医学理论为指导，完全忽略了心理、社会因素在慢病发生发展中的重要作用，更没有考虑自主神经功能紊乱与中医体质在慢病风险评估中的价值，没有把心理因素、社会因素、自主神经功能状态与中医体质等多维度慢病风险因子纳入评估模型中，存在一定的不全面性，会导致评估结果的偏颇性甚至错误性，心理因素与中医体质都是可以干预的慢病风险因子，因此根据多维生命、三维医学理论，进一步丰富与完善慢病风险因子谱，才能让慢病风险评估模型更合理、更准确、更实用、更有效。

（一）国内外心脑血管疾病风险评估模型研究现状

1. 国外心脑血管疾病风险评估模型研究

（1）国外冠心病风险评估模型研究：疾病风险评估最早是由美国对心血管疾病进行的评估。美国最早依据 Framingham 队列研究开发了冠心病发病风险预测模型，此后又出现了许多其他的心血管疾病风险评估模型，这些模型根据所包括风险因子与指标的不同，分为临床应用模型和个体自测模型。个体自测模型是指不需要检测临床上的生理及生化指标就可完成疾病风险评估及预测的模型；临床应用模型是指需要辅以临床指标对疾病进行预测的模型。

（2）国外脑卒中风险评估模型研究：脑卒中个体发病风险预测模型自20世纪90年代以来发展也非常迅速。目前许多国家都在积极开发、验证适合自己民族特点的脑卒中发病预测模型，其中美国的相关研究较多。如1991年美国依据Framing队列建立了脑卒中风险评估模型，该模型采用Cox比例风险模型方法，建立了美国白人的脑卒中个体发病风险模型。20世纪90年代中期，哈佛公共卫生学院癌症预防中心，基于哈佛癌症风险指数方法构建了脑卒中发病危险预测模型，主要用于预测美国40岁以上人群的脑卒中发病危险，而且在实际应用中表明该量表在激励个体改变危险行为因素方面起了较大作用。其他国家如丹麦、比利时等也建立了适合自己国家的脑卒中风险预测模型。

2. 国内心脑血管疾病风险评估模型研究

目前国内有关心脑血管疾病的发病风险预测模型研究主要有以下几个：武阳丰等开展的"冠心病、脑卒中发病综合风险评估及干预方案的研究"；北京心肺血管研究所以"中国11个省市的队列研究人群"为基础，选择年龄、血压、总胆固醇、高密度脂蛋白、吸烟和血糖六个危险因素，分别建立了男女冠心病发病风险预测模型，并计算了个体不同危险因素水平的10年冠心病（Coronary Heart Disease, CHD）发病的绝对风险值；李娜等基于疾病风险指数分男女性别建立了重庆市社区居民脑卒中发病风险预测模型。

（二）国内外糖尿病风险评估模型研究现状

1. 国外糖尿病发病风险评估模型研究

目前国外有关糖尿病发病风险评估模型的研究主要有 Framingham 风险评分法糖尿病模型、墨西哥裔美国人和非西班牙白种人的糖尿病发病预测模型、日裔美国人个体糖尿病发病风险预测模型、芬兰人群糖尿病风险评分模型，泰国人口风险评分模型及英国人群个体糖尿病风险评分模型等。

2. 国内糖尿病风险评估模型研究

国内学者通过回顾中国人口近 20 年的糖尿病发病危险因素及发病率资料，参照哈佛癌症风险指数，构建了针对中国人群的糖尿病风险评估模型。2009 年，Chien等基于台湾社区人群，以 Framingham 心血管预测模型为基础，构建了中国人群的糖尿病个体风险评分模型。米生权结合 Meta 分析结果，采用合成分析方法，利用 2002年中国居民营养与健康状况调查数据，构建了中国成人个体糖尿病发病风险预测模型。

（三）国内外恶性肿瘤风险评估模型研究现状

1. 国外恶性肿瘤风险评估模型研究

目前，国外关于恶性肿瘤风险评估的研究中，以乳腺癌的研究居多。从 20 世 80 年代末起，西方发达国家构建了许多评估及预测乳腺癌发病风险的疾病模型，如Gail 模型、Claus 模型、BRCAPRO 模型、BOADICEA 模型和 Tyrer-Cuzick 模型等，并在实际应用中取得了较为显著的效果。在亚洲，日本建立了乳腺癌发病风险评估模型。Pctracci 等于 2011 年报道了一种新的乳腺癌风险评估模型。此外，还有美国得克萨斯大学安德森癌症研究中心开发研究的肺癌风险评估模型、美国哈佛大学公共卫生学院开发的哈佛癌症风险评估工具等。其中哈佛癌症风险评估工具可实现对直肠癌、胰腺癌、膀胱癌、乳腺癌、宫颈癌以及胃癌等多种肿瘤进行风险评估。

2. 国内恶性肿瘤风险评估模型研究

国内研究大多数仍是借用国外模型对中国人的肿瘤患病风险进行评估，如采用 Gail 模型对我国妇女乳腺癌的发病风险进行评估等。

中国人群在生理特点、居住环境、生活习惯等方面与欧美国家的人群存在差异，因而基于欧美国家人群研发的风险模型并不完全适用于我国人口。尽快构建适合中国人群的疾病风险评估模型，对指导我国人群健康、识别高危人群，通过改善可控风险因子，预防慢病发生等均具有重要意义。

（四）慢病风险评估模型构建方法

慢病风险评估研究步骤主要包括以下四个方面：

· 选择拟评估的慢病。

· 确定慢病相关风险因子。

·选用恰当的统计学方法构建慢病风险模型。

·验证及评价慢病风险模型的正确性及准确性等。

目前，国内外常用的慢病风险评估建模方法分为两大类：一类是基于大量散在的横断面研究结果所进行的合成研究，统计学方法主要有 Meta 分析方法、合成分析（Synthesis Analysis）和哈佛癌症指数等方法；另一类是直接利用流行病学研究结果，主要是基于社区的大型纵向队列研究成果，其建模方法主要有 Logistic 回归分析、生存分析法（如 Cox 回归和寿命表分析法）、人工神经网络、多水平模型、线性混合模型及 Joint 联合模型分析方法等。

1. Logistic 回归分析

Logistic 回归分析方法是慢病风险评估研究中应用最为广泛的一种统计建模方法。应用 Logistic 回归构建慢病预测模型时，建立模型的方法简单，通过 SPSS 软件、SAS 软件等常用统计软件均可实现。Logistic 回归模型对资料的要求既可以是横断面分析资料，也可能是大型纵向队列资料。模型的风险因子即因变量一般是慢病发生和不发生概率之比的自然对数，比较容易获得未来一定时间发生某种慢病的概率；其自变量可以是连续变量，也可以是分类变量。现有的许多经典慢病风险评估模型，如 Framingham 冠心病风险评估模型、UKPDS 风险引擎及美国得克萨斯大学安德森癌症研究中心开发的肺癌风险评估模型等，均是采用 Logistic 回归分析方法构建的。

Logistic 回归模型的特征：

·概率型非线性回归，研究二分类观察结果与影响因素之间关系的多变量分析方法。

·对资料要求比较宽松，可以是横断面调查资料或大型纵向观察（队列研究或病例对照研究）。

·因变量为疾病发生和不发生概率之比的自然对数。

$$\ln\left(\frac{P}{1-P}\right) = \beta_0 + \beta_1 X_1 + \beta_2 X_2 + \cdots + \beta_m X_m$$

$$P = \frac{1}{1 + \exp\ (\beta_0 + \beta_1 X_1 + \beta_2 X_2 + \cdots + \beta_m X_m)}$$

·常数项：暴露剂量为 0 时个体发病与不发病概率之比的自然对数。

·回归系数：自变量改变一个单位时，logit P 的改变量。

$$\ln OR_j = \ln\left[\frac{P_1 / (1-P_1)}{P_0 / (1-P_0)}\right] = \text{logit} P_1 - \text{logit} P_0 = \beta_j\ (c_1 - c_0)$$

$$OR_j = \exp\ [\beta_j\ (c_1 - c_0)] \qquad OR_j = \exp\ (\beta_j)$$

对于患病率较低的慢性病，由于 P 很小，OR 近似于 RR

$$OR = \frac{P_1 / (1-P_1)}{P_0 / (1-P_0)} \approx \frac{P_1}{P_0} = RR$$

·自变量可以是连续变量，也可能是分类变量。

·若自变量是定量指标，最好将其按变量值的大小分成几组，按顺序取值为 1，2，…，k，否则参数的实际意义不够明确。

·对模型中的每个自变量进行检验，对所建立的回归方程作拟合优度检验。

· Logistic 回归的所有统计推断都建立在大样本基础上，要求有足够的样本含量。

· 1967 年 Logistic 回归被成功地用于冠心病危险因素的研究，在疾病风险评估研究中应用最为广泛。

2. Cox 回归分析

Cox 回归分析方法是仅次于 Logistic 回归分析的另一种被广泛应用的慢病风险评估方法。Cox 比例风险模型可以有效利用结局变量所经历的时间信息，可以分析删失数据，符合队列研究资料的实际情况。由于 Cox 回归分析可充分利用删失数据的信息，因此，对于同一资料，采用该方法构建的 Cox 回归模型较 Logistic 回归模型的预测性能更高。许多研究研究者采用 Cox 回归分析方法构建了慢病风险预测模型，如 1991 年美国采用 Cox 比例风险模型方法，依据 Framing 队列建立了美国白人的脑卒中个体发病风险模型；Kostrabal 采用 Cox 比例风险模型构建了糖尿病死亡风险预测模型。国内学者基于中美心肺血管疾病的流行病学合作研究队列，采用 Cox 比例风险模型分性别构建了适合我国人群的心血管病综合风险简易评估工具。

Cox 回归分析的特征：

· 研究的关注点是多个因素与特定事件发生之间的关系。

· 研究有一个观察起点，如疾病的发病、危险因素的暴露等。

·从开始观察到某特定事件的发生需要经历一段时间，即生存时间。

·生存时间的分布种类难以确定，无一定的规律。

·生存时间的长短受多个协变量（影响生存时间的因素）的影响。

·存在截尾数据。

·当协变量较多时，在拟合模型以前需要对这些协变量进行筛选。

·Cox 模型在分析时可以给出回归系数，反映危险因素对生存时间影响的强度。回归系数愈大，则该因素对生存时间的影响也愈大。

·标准回归系数，可比较不同因素间对生存时间的影响程度，标准回归系数较大的因素对生存时间的影响也较大。

·Cox 比例风险模型可以有效利用结局变量所经历的时间信息，可以分析删失数据，符合队列研究资料的实际情况。

·在其他因素固定的情况下，Cox 模型可比较某一因素的不同水平对生存时间的影响。

·Cox 模型能排除混杂因素的影响，筛选出影响生存时间的因素。

·Cox 模型与 Logistic 回归分析相似，在估计出回归系数后，可以得到相应因素的相对风险值（RR）。

· Cox 模型与 Logistic 回归分析不同，Logistic 分析只考虑事件结果，没有考虑时间的长短，Cox 模型更多利用了资料信息。

· Logistic 回归模型要求资料满足事件发生率较低的假定，而 Cox 模型则不受该条件的限制。

· Cox 回归分析方法需要从研究起点到研究终点连续观测，以确定每一个研究对象的结局，并计算相应的人年数。

· 采用 Cox 回归分析方法构建疾病风险预测模型时，对数据的要求较高，进行的是等比例风险假定、对数线性假定。

· 追踪时间不宜过短，研究成本较高，费时费力。

3. 人工神经网络

人工神经网络（Artificial Neural Network，ANN）是 20 世纪 80 年中期基于大脑和神经系统研究而建立的一种计算模型。ANN 由许多功能简单的单元按照一定的层次排列组成，具有较强的自适应、自组织及容错能力等特点，在处理非线性问题上具有独特的优越性。这一特性使其受到广大研究者的青睐，被广泛应用于心脏病、糖尿病及肿瘤等慢病的预测研究之中。Voss 等采用人工神经网络统计技术构建了中年男性患冠心病的风险预测模型，通过受试者操作特征曲线（Receiver Operator-characteristic Curve，ROC）下面积大小比较神经网络模型与 Logistic 回归模型在慢病预测中的准确性。其比较结果表明人工神经网络模型的预测结果优于 Logistic 回归分析结果。研究结果表明，人工神经网络可明显提高疾病诊断的准确率，在慢病预测方面具有良好的性能，所构建的预测模型可作为脑卒中的有效预测工具。由于人工神经网络可以克服 Logistic 回归分析方法对资料的过多限制，并可以较好地处理变量之间的共线性问题，可较为正确地反映风险因素之间的作用方式及影响程度，因此，在流行病学病因与风险因子的研究中具有其独特的应用优势。如国内学者采用人工神经网络模型研究了糖尿病并发症的风险因素，并取得了较好的研究结果。

人工神经网络的特征：

·人工神经网络是人工智能研究的一种方法，用计算机模拟人类的发现、推理、判断能力，广泛用于预测。

·人工神经网络没有明确的函数表达式，可以表示任意的函数。

·人工神经元的个数、网络结构的层数、函数形式等都可任意选择。

·需要选择适当的参数、人工神经网络的学习过程、训练样本、若干种学习规则和算法。

·人工神经网络是处理非线性问题的黑箱系统。

·人工神经网络具有适应性、容错性和泛化能力，可通过 Matlab 软件实现。

·人工神经网络可以克服回归分析方法对资料的过多限制，并可较好地处理变量之间的共线性问题。

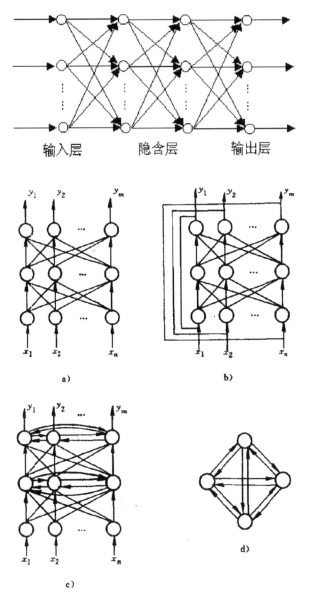

输入层　　　　隐含层　　　　输出层

图 163　不同人工神经网络模型示意图

· 比较准确地反映风险因子之间的作用方式及影响程度，在流行病学病因研究中也具有其独特的应用优势。

4. Joint 模型分析

Joint 模型是一种新的参数共享模型，同时考虑了纵向监测与时间－终点分析，将纵向监测技术与生存分析技术联合起来共同构建模型。构建的模型可用于推断纵向生物标记与时间－终点变量之间的关联性。Joint 模型最早应用于艾滋病临床试验研究中，继而被应用于癌症生存质量研究和癌症疫苗的临床试验研究中。有学者提出，Joint 模型特别适用于慢病的风险预测及预警。Joint模型克服了以往利用单一分析技术时造成的损失及偏倚，改进了治疗估计效应和其他预后因素的估计效率。近年来，随着临床试验中遗传标记及临床生物标记的快速发展，Joint 模型研究已成为临床试验研究中的热点问题。但由于 Joint 模型的理论方法较为复杂，使其广泛应用受到了一定的限制。

5. Markov 模型分析

Markov 模型（马尔科夫模型），也被称为状态转移模型，该方法可以模拟疾病的形成及发展过程。其优点是可以设定各致病因素在不同时间点的转移概率，比较符合慢病的发生过程。因此，该方法常被用于慢病的远期干预效果评价、并发症预测及成本效益分析等方面。有学者以社区为基础，基于马尔科夫模型，构建了多阶段糖尿病筛查及死亡预测模型。在马尔科夫模型应用中需要注意以下两个问题：一是采用马尔科夫模型预测慢病风险时，需要将整个研究时间序列划分为不同的状态，而且不同的划分标准可能会产生不同的预测结论。所以，马尔科夫模型状态划分是研究的关键所在，在划分时尽可能科学合理，应根据不同的实际情况慎重选择。另一个是，采用马尔科夫模型预测个体水平事件时，对数据的要求较为严格，需要一个时间序列，而且时间的跨度不宜过短。

Markov 模型分析的特征：

·状态转移模型，可模拟疾病的形成及发展过程，设定各影响因素在不同时间点的转移概率，比较符合慢性病的发生过程。

·用于慢性病的远期干预效果评价、并发症预测及成本效益分析。

·需要将整个研究时间序列划分为不同的状态，而且不同的划分标准可能会产生不同的预测结论。

·状态划分应尽可能科学合理，根据不同实际情况慎重选择。

·采用马尔科夫模型预测个体水平事件时，对数据的要求较为严格，需要一个时间序列，而且时间的跨度不宜过短。

6. 合成分析法

慢病风险预测模型中包含的有关慢病发病信息越全，包含慢病风险因素越多，所构建的"全因素"预测模型的预测性能及有效性就越好。然而，在实际研究过程中，单个研究资料往往只包含部分信息，一般不可能包含所需要的所有信息。例如某研究者在脑卒中风险评估研究中，根据研究设计只收集了年龄、脑卒中家族史、高血压史、糖尿病史，以及吸烟、大量饮酒、体力活动等传统风险因素，并根据现有资料构建了包含这 7 个变量的脑卒中风险预测模型。但如果该研究者在后续研究中想了解慢性房颤和无症状颈动脉狭窄两个因素与脑卒中发病之间的联系时，前期收集的该研究资料就不能够满足现在的研究需求，需要重新设计研究方案，需要在前期研究基础上增加有关慢性房颤和无症状颈动脉狭窄的相关信息，重新收集新的研究资料。这样不仅造成了前期研究资料的浪费，也会徒然增加人力、物力、财力及时间上的负担。为解决以上类似问题，有研究者提出了一种新的统计学方法，并取名为合成分析方法（Synthesis Analysis）。合成分析方法最早由 Biosignia 公司提出。该方法是一种在现有模型的基础上，基于横断面研究数据，借助 Logistic 回归分析方法构建包含其他新变量（危险因素）模型的方法。合成分析方法通过文献查阅获得一定时期慢病发病率以及慢病与相关风险因素的关系等资料。其中欲纳入风险评估模型的新变量与慢病之间的关系必须是单因素的，或者只有性别调整的单因素相关关系。这些单因素相关关系除通过 Meta 分析获得外，也可以从单个研究中获得。合成分析最大的特点在于采用该构建模型时，欲纳入模型的变量不一定都包含在同一个数据集中；另外，合成分析法可以较好地解决变量之间的共线性问题。该方法近年来受到学术界的高度关注及认可，并将其应用到慢病的预测之中。如 2005 年 Guizhou Hu 以冠心病为例，探讨了合成分析法在慢病预测模型构建中的应用；此外，国内学者也采用合成分析法构建了中国人个体水平糖尿病发病风险预测模型。

合成分析法的特征：

·在现有模型的基础上，基于横断面研究数据，借助 Logistic 回归分析方法构建包含其他新变量（危险因素）的模型。

·通过文献查阅获得一定时期疾病发病率、疾病与相关危险因素的关系等资料，如采用 Meta 分析或单个研究获得资料。

·欲纳入模型的变量不一定都包含在同一个数据集中。

·可以较好地解决变量之间的共线性问题。

7. 哈佛癌症风险指数

哈佛癌症风险指数（Harvard Cancer Risk Index）是由美国哈佛大学公共卫生学院癌症预防中心于 20 世纪 90 年代中期研制开发的一种健康风险评估模型。该方法基于相关统计学原理，结合专家意见，根据相关风险因素与慢病发病之间的关系进行模型拟合，并对评估个体的发病风险进行量化、分级。通过该方法在进行慢病风险等级划分时，各种风险因子对慢病的贡献大小在很大程度上依赖于专家意见及认识，因而该分析方法无法避免风险因子之间的共线性问题。但在缺乏纵向队列研究资料的情况下，该方法可为其他慢病风险评估研究方法的深入研究提供基础性线索及资料，并可结合其他研究方法对慢病进行探索性风险等级测量及评估。近年来，许多研究者采用该方法研究慢病的风险水平，如我国学者吴海云参照哈佛癌症风险指数计算方法，通过文献回顾糖尿病发病风险因子及其发病率资料，进而估计了我国人群糖尿病相对风险性大小的计算方法，并取得良好结果。李娜等基于哈佛癌症指数分男女性别分别构建了重庆市社区居民的脑卒中发病风险预测模型，并根据研究结果将研究人群按照发病风险，从"极其显著低于一般人群"到"极其显著高于一般人群"，共分为7个等级。

哈佛癌症风险指数的特征：

·由美国哈佛大学公共卫生学院癌症预防中心于20世纪90年代中期研制开发的一种健康风险评估模型。

·基于文献及专家意见，关键是RR和来源于RR的危险分数、危险因素在人群中的暴露率，为多项研究资料的综合分析。

·各种危险因素对疾病的贡献大小在很大程度上依赖于专家意见，因而该分析方法无法避免危险因素之间的共线性问题。

·在缺乏纵向队列研究资料的情况下，可为其他疾病风险评估研究方法的深入研究提供线索及资料，可结合其他方法进行探索性风险等级测量及评估。

·基于流行病学研究资料，量化分析危险因素与疾病发病之间的关系，从而将研究人群按照发病风险大小划分为 7 个等级，由"极显著低于一般人群"到"极显著高于一般人群"。

·选择那些有专家共识的影响肿瘤发生的遗传学、环境、营养及生活方式等因素。

·可用于其他非肿瘤类疾病的风险预测。

·哈佛癌症指数设计的目的在于激励个体改变行为危险因素，从而达到预防疾病的目的。

·由哈佛医学院、哈佛癌症预防中心研制，预测个体发生癌症的风险。

·包含了占全美 80% 的癌症，男性 10 种，女性 12 种。

哈佛癌症风险指数评估步骤：

·基于横断面数据及专家共识，选择疾病主要危险因素（确定或比较确定的危险因素）及其相对风险（RR）值。

·根据风险指数转换表将各危险因素的 RR 值转换为风险指数。

·确定各危险因素的人群暴露率。

·计算人群平均风险分数。

·计算评估个体风险得分值。

·计算评估个体风险分数与人群平均风险分数的比

值 R（R＝高血压个体风险得分/人群平均风险分数）。

·参照哈佛癌症风险指数中的疾病风险水平表，划分个体的风险水平等级：很低、较低、低、一般、高、较高、很高。

哈佛癌症风险指数中乳腺癌危险因素积分

危险因素	相对风险（RR）	评分
家族史（母亲或姐妹）	3.0	25
家族史（一级亲属）	1.8	10
初潮年龄（≥15 岁 vs ≤11 岁）	0.8	5
初产年龄（≥35 岁 vs ≤20 岁）	1.5	10
生育（无或 1 次）	1.1	5
绝经年龄（每增加 5 岁）	1.2	5
口服避孕药（无或有）	1.4	5
雌激素替代（≥5 年 vs 无）	1.7	10
雌激素替代（<5 年 vs 无）	1.1	5
犹太族	1.2	5
放射暴露	2.0	10
水果蔬菜摄入量（多 vs 少）	0.8	−5
饮酒（>50g vs 无）	1.4	5
哺乳（>1 年 vs 无）	0.8	−5
绝经后肥胖（BMI >27kg/m² vs <21kg/m²）	1.8	10
绝经前肥胖（BMI >27kg/m² vs <21kg/m²）	0.8	−5
良性乳腺疾病	1.5	10

8. 其他评估方法

除上述主要研究方法外，决策树（Decision Tree）在疾病模型构建中也常被采用。决策树模型是将偶然事件按照时间发生顺序列出所有由此引发的不同结果，并将其绘制成图形，由于该图形像一棵树干，故将其称为决策树。从本质上而言，决策树仅是一种建模思路，一般不单独用于模型的构建研究中，而是基于其他建模方法，按照决策树的思路构建一个混合模型。如 Gillies C 采用决策树结合 Markov 模型构建了一种用于评估糖尿病筛查及不同干预策略的混合模型。也有学者采用模糊数学模型、可加模型及 Gompertz 模型等构建慢病风险预测模型。

从一个健康个体到慢病的发生需要较长时间，慢病风险评估的数据收集应该有一定的时间跨度，一般来说都需要花费至少 5 ~ 10 年的时间收集个体的相关变量。另外，纳入模型的变量的多少及所用的建模方法不同，所建立的模型的预测能力会有所不同。研究初始阶段收集的变量越多，越全面，模型的预测能力就越好。但对于模型的应用性而言，纳入的指标越少，指标越容易获得，模型的实用性就越强，尤其是创伤性指标越少，应用更为广泛。在模型的应用中，年龄、家族史、易感性等是人为不可控的风险因子，对个体的指导意义并不强；而心理因素、中医体质、自主神经功能、体重指数（Body Mass Index，BMI）、血压、血脂和血糖等可控因素，如果对其进行改变，则对于个体评估对象制定干预措施就有很好的指导意义。总之，慢病风险评估工作是一个复杂而漫长的工程，需要收集高质量数据，并结合先进的统计学方法及技术构建有效的评估工具。在评估模型构建中，不仅要考虑模型的有效性，还需要考虑模型的实用性、方便性、经济性及可操作性等特点。

第四节　PEM 慢病风险评估量表

（一）指导语

本量表适用于已经工作并结过婚的成年人士。请认真完成以下测试，不用认真思考，凭直觉答题，本测试不涉及慢病诊断，意在通过测试让你认识到那些因素容易促进慢病发生，从而提高你的慢病防控意识与能力。如果某项不确定，就归为"否"即 0 分。

（二）测评量表

1. 年龄因素

年龄	所在年龄	得分	选项
	0 ~ 29 岁	+ 1	
	30 ~ 54 岁	+ 5	
	55 ~ 64 岁	+ 10	
	>65 岁	+ 15	

2. 遗传因素

家族史	罹患疾病	得分	选项	
祖父母、父母、兄弟、姐妹	高血压	+ 2	有	无
	糖尿病	+ 2	有	无
	冠心病	+ 2	有	无
	脑卒中	+ 3	有	无
	心梗	+ 3	有	无
	肿瘤	+ 5	有	无
	其他	+ 2	有	无

3. 情绪因素

情绪状态		得分	选项
	暴怒	+ 10	
	极易生气	+ 5	
	情绪平和	0	
	消极悲观	+ 5	
	心烦压抑	+ 15	
	乐观开朗	− 10	

4. 生活工作因素

	标尺刻度	得分	选项
家庭幸福指数	1、2、3、4、5	− 2、− 4、− 6、− 8、− 10	
工作压力指数	1、2、3、4、5	+ 1、+ 2、+ 3、+ 4、+ 5	
生活压力指数	1、2、3、4、5	+ 1、+ 2、+ 3、+ 4、+ 5	
婚姻	离异	+ 15	

5. 心理因素

心理因素	程度	得分	选项
抑郁	1、2、3、4、5	+3、+6、+9、+12、+15	
焦虑	1、2、3、4、5	+3、+6、+9、+12、+15	
恐惧	1、2、3、4、5	+3、+6、+9、+12、+15	
敏感、敌对	1、2、3、4、5	+1、+2、+3、+4、+5	

6. 生活方式

生活方式	程度	得分	选项
生活不规律指数	1、2、3、4、5	+1、+2、+3、+4、+5	
饮食不节指数	1、2、3、4、5	+1、+2、+3、+4、+5	
吸烟失度指数	0、1、2、3、4	0、+3、+6、+9、+15	
饮酒失度指数	1、2、3、4、5	+1、+2、+3、+4、+5	
运动度指数	1、2、3、4、5		

7. 临床生物医学亚健康指标

亚健康分类		得分	选项
MUS	症状数		
	1、2、3、4、5	+2、+4、+6、+8、+10	
NDI	指标数		
	1、2、3、4、5	+2、+4、+6、+8、+10	
NDM	形态变化数		
	1、2、3、4、5	+3、+6、+9、+12、+15	

8. 中医亚健康指标

中医体质	状态	得分	选项
	阳虚	+ 3	
	阴虚	+ 3	
	气郁	+ 3	
	血瘀	+ 3	
	痰湿	+ 3	
	湿热	+ 3	
	过敏	+ 3	
	气虚	+ 3	

9. 失眠因素

失眠	程度	得分	选项
失眠	0	0	
失眠	1、2、3、4、5	+ 3、+ 6、+ 9、+ 12、+ 20	

10. 肥胖

肥胖	分层	得分	选项
肥胖	0	0	
肥胖	1、2、3、4	+ 2、+ 4、+ 6、+ 10	

11. 自主神经紊乱指标

AND	分层	得分	
HRV	1、2、3	+ 5、+ 10、+ 15	
经络阻滞度	1、2、3、4、5	+ 2、+ 4、+ 6、+ 8、+ 10	

总分 ×0.333 = T 分

按照低、中、高风险设置标尺进行风险评估。

评估结果

自主神经功能	轻度紊乱	中度紊乱	重度紊乱
亚健康状态	轻度亚健康	中度亚健康	重度亚健康
慢病风险	慢病低风险	慢病中风险	慢病高风险

第五节　慢病风险评估树形识别模型

慢病发生发展包含了三个医学内涵与三个过程，慢病风险评估模型需要包含三个医学慢病风险因子内涵，才能更全面、更准确预测慢病，才能更有效防控慢病。

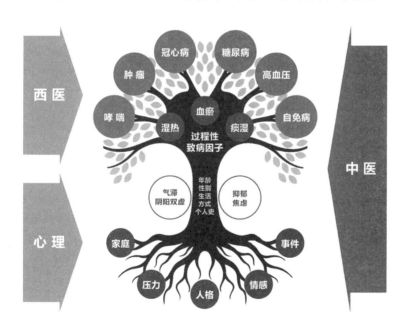

图164　慢病风险评估模型需要包含三个医学慢病风险因子内涵

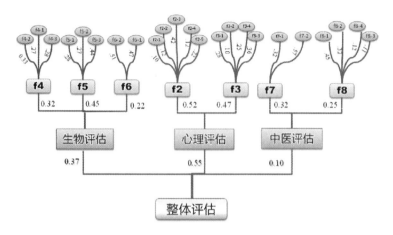

图 165　慢病风险树形识别模型

一、使用平方误差最小准则

训练集为：D = ｛（x1，y1），（x2，y2），…，（xn，yn）｝。

输出 Y 为连续变量，将输入划分为 M 个区域，分别为 R_1，R_2，…，R_M，每个区域的输出值分别为：c1，c2，…，c_m 则回归树模型可表示为：

$$f(x) = \sum_{m=1}^{M} c_m I(x \in R_m)$$

则平方误差为：

$$\sum_{x_i \in R_m} [y - f(x_i)]^2$$

假如使用特征 j 的取值 s 来将输入空间划分为两个区域，分别为：

$$R_1\ (j,\ s)\ =\ \{x\ |\ x^{(j)} \leqslant s\}\ 和\ R_2\ (j,\ s)\ =\ \{x\ |\ x^{(j)} > s\}$$

我们需要最小化损失函数，即：

$$\min_{j,s}\Big[\sum_{x_i \in R_1(j,s)}(y_i - c_1)^2 + \sum_{x_i \in R_2(j,s)}(y_i - c_2)^2\Big]$$

其中 c1、c2 分别为 R1、R2 区间内的输出平均值。此处与统计学课本上的公式有所不同，在课本中里面的 c1、c2 都需要取最小值。然而，在确定的区间中，当 c1、c2 取区间输出值的平均值时其平方会达到最小，为简单起见，故而在此直接使用区间的输出均值。

为了使平方误差最小，我们需要依次对每个特征的每个取值进行遍历，计算出当前每一个可能的切分点的误差，最后选择切分误差最小的点将输入空间切分为两个部分，然后递归上述步骤，直到切分结束。此方法切分的树称为最小二乘回归树。

二、最小二乘回归树生成算法

（1）依次遍历每个特征 j，以及该特征的每个取值 s，计算每个切分点（j，s）的损失函数，选择损失函数最小的切分点。

$$\min_{j,s}\Big[\sum_{x_i \in R_1(j,s)}(y_i - c_1)^2 + \sum_{x_i \in R_2(j,s)}(y_i - c_2)^2\Big]$$

（2）使用上步得到的切分点将当前的输入空间划分为两个部分。

（3）然后将被划分后的两个部分再次计算切分点，依次类推，直到不能继续划分。

（4）最后将输入空间划分为 M 个区域 R_1，R_2，…，R_M，生成的决策树为：

$$f(x) = \sum_{m=1}^{M} c_m I(x \in R_m)$$

其中 c_m 为所在区域的输出值的平均。

总结：此方法的复杂度较高，尤其在每次寻找切分点时，需要遍历当前所有特征的所有可能取值，假如总共有 F 个特征，每个特征有 N 个取值，生成的决策树有 S 个内部节点，则该算法的时间复杂度为：O（F×N×S）。

第六节　慢病风险评估多元回归模型

多元回归模型是用于多个回归变量进行回归分析的数学模型（含相关假设）。设因变量为 y，k 个自变量分别为 x1、x2、…、xk，描述因变量 y 如何依赖于自变量 x1、x2、…、xk 和误差项 ε 的方程称为多元回归模型。

传统慢病风险多元回归模型是在 20 世纪 50 年代生物医学模式思想指导下建立起来的，慢病风险因子皆为生物医学测量指标，没有纳入人的心理、行为、社会以及更高维度风险因子，不能正确预测慢病风险，不能合理指导慢病预防。

新的多元回归模型需要将心理、中医、自主神经等测评指标以及不同亚健康状态、睡眠状态等纳入慢病风险因子，进行多元回归分析。

风险系数

$$Fi = \frac{RRi}{\sum\limits_{i=1}^{n} RRiPi}, i = 1,2,3\cdots\cdots n$$

——i：某一特定危险因素的第 i 分层。

——Fi：某一特定危险因素第 i 分层的风险系数。

——RRi：某一特定危险因素第 i 分层的相对风险（危险因素暴露率与非暴露率的比值比）。

——Pi：人群中某一特定危险因素第 i 分层所占的比例

（来源：Robbins L. C., Hall J. H. How to Practice Prospective Medicine，1977）

综合风险系数计分法（Credit-debit method）

·如果危险因素的风险系数超过 1.0，则将超出的部分相加。

·如果危险因素的风险系数小于 1.0，则将系数直接相乘，然后与上面的总和相加得到最后的综合风险系数。

例如：

·（2.9 − 1）+（1.5 − 1）+0.7 × 0.9 × 0.5 = 2.7

（来源：Robbins L. C., Hall J. H. How to Practice Prospective Medicine，1977）

第七节 慢病风险评估模型应用

一、非疾病状态（未病欲病态）慢病风险评估模型

是指一个人还没有罹患慢病，但已经拥有各种慢病风险因子，处于一定慢病风险状态，按照某种数学模型（如多元回归模型等），建立符合高风险人群的慢病风险数学模型，其最终目的是确定风险因子，通过风险分析，促进风险因子干预，实现慢病预防效果。

A 态评估是非病状态下慢病风险评估的基础与核心。

1. 糖尿病风险评估

（1）风险因子分类：风险因子包括西医指标、心理指标、中医指标。

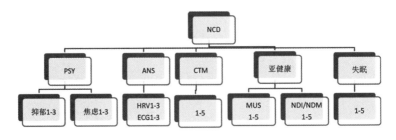

慢病风险因子分类

图 166 慢病风险因子分类

评估需要充分考虑慢病发生发展所处的阶段与面临的风险因子数量、频度及强度。

（2）数学模型选择

2. 肿瘤风险评估

·肺癌

·甲状腺癌

·胃癌

·肝癌

·肠癌

·前列腺癌

·乳腺癌

3. 心脑血管病风险评估

·冠心病

·高血压

二、既病态医疗风险事件评估模型

是指已经处于慢病状态（高血压、冠心病、糖尿病等），对于慢病进展演化中某些医疗事件发生风险的评估，例如高血压脑卒中风险评估、冠心病心梗风险评估、糖尿病脑梗风险评估等。

1. 脑卒中风险评估

·出血性脑卒中风险评估

·缺血性脑卒中风险评估

2. 冠心病心梗风险评估

第八节　慢病发生的全生命周期观

一个受精卵中来自父母的双链 DNA，在子宫中构建了个体生命形态，最终带个体来到这个世界。人从出生走向死亡的过程，就是从健康走向疾病的过程。DNA 具有自稳态内在力量，持续呵护个体生命健康与成长，在生命环境适应—不适应—再适应的循环往复中形成心理自主神经能量转化模式，在这种个性化能量转化模式下，DNA 感受着来自环境中的各种能量信息形式，有良性的或不良的，通过能量转化以表观基因动态变化形式来适应周围环境。当个体生命不能很好地适应其环境，就会出现外化异常或与内化异常性变化，重度外化异常有心理逃离现象，表现为精神病性、精神病或自闭症表现；内化异常表现为抑郁、焦虑等，经心理自主神经轴由 DNA 变化引起细胞行为异常，表现为 MUS、亚健康以及疾病状态。当个体生命极度不适应环境时，会出现抑郁、自杀或 DNA 通过细胞分子工厂过度编构表达为重大疾病形式。罹患疾病尤其是慢病，是个体生命心身能特质适应不良或能量转化不良的一种心理自主神经反应模式，进而导致的一种以降低生命质量、缩短健康寿命为结果的细胞行为模式。

慢病是一个全身系统性疾病，涉及自主神经功能失衡、内分泌功能紊乱、免疫功能失调，表现为心理状态变化、中医体质变化、生理功能变化、躯体形态学变化，而不仅仅是西医疾病的局部表现。慢病局部表现是生命心身能系统性变化之下的局部细胞行为的有形化表达，反过来又进一步引起全身系统性功能异常，循环往复，不断发展。慢病发生发展中任何一个单点性指标变化，只能称为疾病过程性指标，而不是慢病治疗的唯一靶点，一种慢病可能涉及万千指标变化，可能拥有万千治疗靶点，需要生命宏医学诊疗模式。认知训练、情绪训练、社会适应性训练、人格修炼、心理干预、抗抑郁抗焦虑治疗、中医体质调理等都是预防慢病、治疗慢病的宏医学有效方法。

一个孕产妇乳腺癌故事的启示

女性，28 岁，孕期 1 个月发现右侧乳腺腺瘤 1.7cm，主诊医生建议患者生产后再次复查确定是否进行手术，患者生产一女婴后，全身心投入孩子哺乳喂养事务中，未再关心乳腺腺瘤。直到 3 年后，突然感觉乳房疼痛不适，再到医院复查，腺瘤增至 2.3cm，有触痛，经穿刺活检，确诊为乳腺腺癌，给予右侧乳房全切手术联合化疗。经追问病史，该患者孕前为轻度抑郁、焦虑，产后为重度抑郁、中度焦虑，体质为阴阳两虚以阴虚为重，是乳腺癌高危人群，由于没能及时进行 A 态评估，开展 A 态干预治疗，致使患者最终发生癌症，这是一个层面，另外一个层面是，该患者抑郁性格特征会遗传给女儿，让女儿未来处于乳腺癌高风险状态。

一个年轻甲状腺癌病例的启示

女性，22岁，大学毕业生。2年前曾行右侧卵巢囊肿手术，体检发现甲状腺左叶结节（2.0cm×1.8cm）、伴钙化，双侧乳腺增生改变。A态评估：躯体化2.08；强迫症状2.7；人际敏感2.1；抑郁2.4；焦虑2.2；敌对2.33；恐怖2.43；偏执2.5；精神病性2.4；寝食2.4。CTM检查结果：阳虚体质。属于甲状腺癌高风险，手术证实为甲状腺癌，给予根治性手术治疗。临床生物医学没有阻止患者从甲状腺结节发展到甲状腺癌的技术方法，该患者没有及早实施A态诊疗，没有有效阻止甲状腺癌慢病发生发展的历程。

缩略语

AESFP 异常内分泌功能构象（Abnormal Endocrine System Function Predisposition）

ANAD 自主神经相关性疾病（Autonomic Nervous Assosiated Disease）

AND 自主神经功能紊乱或障碍（Autonomic Nervous Disorder/Dysfunction）

ANN 人工神经网络（Artificial Neural Network）

ANS 自主神经系统（Autonomic Nervous System）

APARM 异常心理自主神经反应模式（Abnormal Psychological Autonomic Reaction Model）

APAS 异常心理自主神经状态/A 态（Abnormal Psychological Autonomic State）

APTM 异常心理生理形态转化机制（Abnormal Psychosomatic Transform Mechanism）

APUD 胺前体摄取脱羧（Amine Precursor Uptake Decarboxylation）

ATA 自主神经治疗技术（Autonomic Treatment Approach）

BMI 体重指数（Body Mass Index）

CDS 临床疾病状态/C 态（Clinical Disease State）

CHD 冠心病（Coronary Heart Disease）

CTM 中国传统医学/中医（Chinese Trational Medicine）

CPM 临床生物医学（Clinical Physiological Medicine）

CTA 临床生物学治疗（Clinical Therapeutic Approach）

CVA 脑血管意外（Cerebral Vascular Accident）

DNCD 难以治愈的非感染性疾病（Difficulty-curable Non-infection Chronic Disease）

DNES	弥散性神经内分泌系统（Diffuse Neuro-Endocrine System）
ENS	肠神经系统（Enteric Nervous System）
ES	内分泌系统（Endocrine System）
FD	功能性消化不良（Functional Dyspepsia）
HIDT	整体整合诊疗（Holistic Integrative Diagnosis and Treatment）
HIMT	整体治疗技术的综合与整合（Holistic Integrative Medical Treatment）
HPA	下丘脑—脑垂体—肾上腺（Hypothalamus-Pituitary-Adrenal）
IBS	肠易激综合征（Irritable Bowel Syndrome）
IS	免疫系统（Immune System）
LCU	生活变化单位（Life Change Units）
LES	生活事件量表（Life Events Scale）
MSM	宏系统医学（Macro Systemic Medicine）
MUI	临床难以解释的指标异常（Medical Unexplained Index-change）
MUF	临床难以解释的功能学改变（Medical Unexplained Functional-change）
MUM	临床难以解释的形态学改变（Medical Unexplained Morphological-change）
MUS	临床难以解释的症状（Medical Unexplained Symptom）
NCCD	慢性非单纯化学损伤性疾病（Non-Chemistry-cause Chronic Disease）
NCD	慢性非传染性疾病（Non-infection Chronic Disease）
NCEM	消极认知情绪模式（Negative Cognition-Emotion Model）
NDF	非疾病诊断的功能异常（Non-Disease Functional-change）
NDI	非疾病诊断的指标变化（Non-Disease Index-change）

NDM	非疾病性形态学变化（Non-Disease Morphological-change）
NPARM	消极心理情绪自主神经反应模式（Negative Psychoe-motional Autonomic Reaction Model）
NPCD	慢性非单纯物理损伤性疾病（Non-Physical-cause Chronic Disease）
PAM	心理自主系统医学（Psycho-Autonomic Medicine）
PANA	心理自主神经功能状态评估（Psycho-Autonomic Nerv-ous Analysis）
PAND	心理自主神经功能紊乱或障碍（Psychological Auto-nomic Nervous Disorder/Dysfunction）
PARM	心理自主神经反应模式（Psychological Autonomic Re-action Model）
PAS	心理自主神经轴系统（Psycho-Autonomic axis System）
PASM	心理自主神经系统医学（Psycho-Autonomic Systematic Medicine）
PCT	积极认知训练（Positive Cognition Training）
PEM	正能量医学（Positive Energy Medicine）
PET	正向情绪训练（Positive Emotion Training）
PSD	心身疾病（Psycho-Somatic Diseases）
PSQI	匹兹堡睡眠质量指数（Pittsburgh Sleep Quality Index）
PTT	心理学治疗技术（Psychological Therapeutic Technology）
ROC	受试者操作特征曲线（Receiver Operator-characteristic Curve）
SAS	焦虑自评量表（Self-rating Anxiety Scale）
SDS	抑郁自评量表（Self-rating Depression Scale）
SHS	亚健康状态（Sub-Healthological States）
SRAM	心理应激适应机制（Stress Response-Adaptation Mech-anism）
UKPDS	英国前瞻性糖尿病研究（UK Prospective Diabetes Study）